身体・行動・こころ から考える

子どもの診かた・関わりかた

小柳 憲司 著 ｜ 長崎県立こども医療福祉センター小児心療科

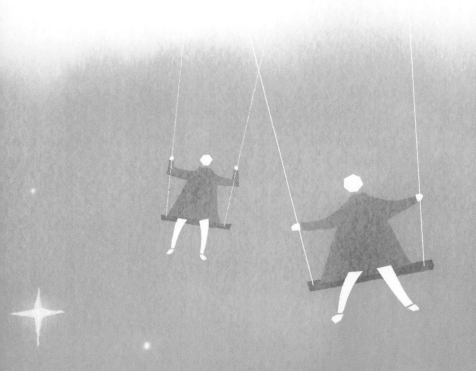

株式会社 新興医学出版社

Bio-Psycho-Behavioral Pediatrics
How to interact with children

Kenshi Koyanagi

©Revised edition, 2020 published by

SHINKOH IGAKU SHUPPANSHA CO. LTD., TOKYO.

Printed & bound in Japan

改訂にあたって

　「子どもの心療内科」を上梓して 10 年以上が経過しました。その間，少子化が進行し，子どもの数は着実に減少しています。しかし，こころの問題を抱えた子どもの数が減少する気配はありません。神経発達症（発達障害）の認識の広がりとともに，外来の初診受付は数ヵ月待ちがあたりまえの状態です。こんな状況だからこそ，子どもに関わる医師をはじめとする医療従事者，教師，心理士，福祉関係者の多くが，子どものこころの問題について知り，適切に対応することが必要であるといえます。この 10 年の間に，こころを診る小児科医と子どもを診る精神科医の連携が進み，新しい診断基準や診療ガイドラインが発表され，子どもに保険適用のある薬物も増えました。そのような新しい知見をもとに内容を一新したのが，この「身体・行動・こころから考える 子どもの診かた・関わりかた」です。改訂作業を通して感じたのは，病名や診断基準，治療法など，変化した部分も多いものの，臨床家としての基本的な姿勢や考え方については変わらないところが多いということです。本書は，エビデンスに基づく科学的かつ具体的な治療法というよりも，そのような臨床場面で子どものこころを診るときの基本的な考え方を中心に記載しました。本書を手にした先生方が，子どものこころの問題により興味を持ち，臨床の場で活用していただけることを期待しています。

　2020 年 3 月 31 日

小柳憲司

初版 (「子どもの心療内科」) 序文

　医学部を卒業し，小児科医になるための研修を始めて数年が経過すると，今度は小児科のなかでどういった分野を専門にするかの選択が待っています。感染症，心臓，腎臓，神経，血液，内分泌，新生児，遺伝，そんな小児科のどの分野にもあまりフィットするものを見いだせなかった私は，子どものこころの問題を専門にすることにしました。もちろん，もともと精神科領域に興味があったからです。しかし，勉強を始めて愕然としたのは，これまでやってきた小児医療との大きな違いでした。わけがわからない身体症状を訴えて不登校になっている子どもたち，かたくなで，外来に来てもなんの助けも求めようとしないように見える子どもたち，そんな子どもたちに小児科医としていったいなにができるのだろうか。折しも当時は「不登校の子どもには登校刺激をしてはいけない」と，一律に言われていた時代です。ただ話を聞いて頷くことしかできません。「これが本当に小児科医のする仕事なのか？」そんな疑問が3年ほど続きました。

　「もう，こんな仕事はやめよう」と考えていたある日，ふと頭に浮かんだことがありました。お腹が痛いから学校に行けないと言っている子どもを前に，「お腹が痛いのは学校に行きたくないからだろう」という見方をするのが本当に正しいのだろうか。お腹が痛いというのなら，そのお腹の痛みにきちんと向き合ってあげるのが小児科医としての自分の役割ではないだろうか。いま考えれば至極あたりまえのことなのですが，当時の私はそんな簡単なことにも気づけないでいたのです。ただそれだけのことによって，私はいっぺんに霧が晴れたような気分になりました。小児科医だからこそ，子どもの身体に向き合えるし，それによって子どもとの信頼関係を作っていくこともできます。そして，きちんと訴えに向き合ってあげることで子どもは安心し，その安心のなかから身体症状以外のさまざまな問題にも気づくようになるのです。カウンセリングの講義でまず言われる「受容と共感」の作用とは，本来そのようなものなのでしょう。そして「受容と共感」には，職種によってさまざまな形態があってよいのだと思います。

JCOPY 88002-877

以来，もっぱら身体症状を手がかりに子どもと関係を作りながら，その症状の後ろに隠れたいろんな思いを引き出すことを生業にしています。今回，この本のなかには，そのような診療体験を通じて得られた知恵を，ここぞとばかりに散りばめました。日本の西の端で，もっぱら臨床ばかりしている私に，このような機会を与えてくださった新興医学出版社の服部秀夫氏，林峰子氏に，こころから感謝いたします。

2007 年 4 月 5 日

小柳憲司

Contents

Chapter 3　心身医学における治療

Chapter 4　具体的な診療手順

はじめに

　子どもが関わる凶悪事件，不登校，いじめ，神経発達症（発達障害）など，子どものこころに関わるさまざまな問題が報道などでも取り上げられ「子どものこころを診る専門家がもっと必要だ」と声高に語られています。しかし，「こころを診る」とはいったいどのようなことなのでしょうか。そして，問題が起こったとき「こころの専門家」に解決を委ねてしまうのが，本当によいことなのでしょうか。

　本来「こころ」とは，それだけを取り出して語れるものではありません。こころは人の活動すべてに関わるものである一方，こころだけで存在できるものでもないからです。こころについて考える場合，かならず実体として存在する「身体と行動」にも目を向ける必要があります。

　また，子どものこころは日々成長・発達しています。その発達に影響を及ぼすのは，子どもを取り巻く周囲の環境すべて（とくに身近にいる大人）です。つまり，いわゆる「こころの専門家」だけではなく「子どもを取り巻くすべての人が，子どものこころに関わっている」という認識が必要であるということです。医師は子どもの身体・精神症状を診ることを通じて，教師は学習・生活の指導を通じて，家族は日常生活を通じて子どものこころと関わる，「こころを診る」とは本来そういうものです。そのことを忘れ，「こころの問題はこころの専門家に」と，周囲が子どものこころに関わることから手を引いてしまうのは，決してよい結果をもたらさないでしょう。本当に必要なのは「子どものこころの専門家」ではなく，さまざまな分野の人が，もっと子どもをまるごと診ていけるようになることなのです。

　そのことを念頭に，この本は書かれています。心療内科の基礎にある心身医学の考え方は「心身一如」すなわち，こころと身体を分離せず，まるごと診ていこうというものです。そのような「子どもの心療内科」のありようが，子どもと関わる道標のひとつになればと考えています。

心身医学と心療内科

1 chapter

❖ 心身医学とはなにか

心療内科に対する誤解

　最近は，ちょっとした町に行くと「心療内科」と看板がかかった診療所を
あちこちに見ることができます。しかし，心療内科とはいったいなにをする
診療科なのでしょうか。心療内科のイメージを医学部の学生に問うと，「わ
からない」「精神科とどう違うのですか」「カウンセリングをするところ」な
どの答えが返ってきます。心療内科という言葉は聞き慣れていても，その意
味を正確につかんでいる人は少ないようです。多くの人は「心療内科」と「精
神科」「カウンセリングルーム」をごちゃ混ぜにしていて，それぞれが似て
異なるものだということをよく理解していません。だから，患者さんも「精
神科には行きにくいけれど心療内科なら行きやすい」と感じているし，医師
のほうも「心療外来（心身症外来）に行ってカウンセリングを受けなさい」
と患者さんを紹介したりするのです。そのような誤解が，いま心療内科のア
イデンティティを危うくする大きな要因になっています。心療内科とはいっ
たいなんなのか，その前に心療内科の理論的根拠である「心身医学」につい
て説明します。

心身医学とはなにか

　心身医学は，英語で bio-psycho-socio-eco-ethical medicine といいます。
病気を生物学的な側面からだけで診るのではなく，その人の心理的状況，取
り巻く家族（社会），環境や倫理的側面まで考えて治療していこうという医
学です。昔から「病気だけを診ずに病人を診ろ」といわれるように，これは
医師の姿勢としては「あたりまえ」のことなのですが，この「あたりまえ」
をつい忘れてしまいがちなのが現実です。それは，忙しい臨床現場のなかで，
患者さんの話をゆっくり聴いていく時間がないこと，医学の中心にあるのは
生命科学としての生理学・生化学的な疾病理解であり，それに基づいた原因
検索と治療が医師の第一の使命だと考えられていることによります。確かに
多くの急性疾患では，生物学的側面だけを見て治療することで十分な場合が
あります。しかし，慢性に経過する疾患ほど，身体疾患であっても心身医学

JCOPY 88002-877

的な考え方が必要になってくるのです。

心身医学と精神医学，臨床心理学の違い

　心身医学とは，こころの葛藤が身体の生理にどのような影響を与え，逆に身体の病的状態がこころにどのような作用を及ぼすかを考察し，それとともにこころの動きが病的状態に影響を与えるという事実をいかに疾患の治療に応用していくかを考え，実際に治療を進めていく学問です。つまり心身医学は，身体の状態とこころの動きとの関わりを見据えながら「身体疾患」の治療を進めていく分野だといえます。それと比べ，精神医学というのは，精神疾患，すなわち統合失調症などの脳の機能障害に基づく精神症状を主に取り扱う分野ですし，臨床心理学は，もっと広く「心理的な悩み」や「行動上の問題」を心理療法によって解決していこうとする分野です。

　精神医学の領域でも，総合病院の精神科では，コンサルテーション・リエゾン精神医学として，内科的な疾患に伴い出現してくる精神症状への対処を行っています。このような分野では，身体疾患の治療に精神科医が関わるために，精神医学と心身医学との違いがはっきりしなくなることもあります。しかし，コンサルテーション・リエゾン精神医学は，身体疾患に付随して出現してきた「精神症状」を扱う，あるいは ICU での治療のように精神症状が出現する可能性がある場合に前もってそれを予防するということが主な仕事であり，一方，心身医学では「身体疾患にはかならず心理社会的因子が関与している」ということを前提に，プライマリ・ケアの段階から，こころの動きに注意して治療を進めることをめざしています。そこで対象になるのは，あくまで「身体症状，身体疾患」であり，精神疾患を取り扱っているわけではないのです。

　臨床心理学は適用範囲が広く，心理士は，精神科病院，教育・福祉分野，健康な人を対象にしたカウンセリングルームなど，さまざまな場所で働いています。心身医学領域においても，必要な患者さんには心理士に「心理療法」を依頼する場合があります。しかし，心理療法は心身医学的治療の一部であって，そのすべてではありません。心理療法は，基本的に個人の考え方や行動パターンを変えていく方法ですから，それを身体症状への対処を変える方法として利用するのは有効ですが，それだけで身体症状が改善するわけではあ

りません。同時に薬物治療や物理療法，生活改善，環境調整などが必要になるわけです。そして，それらを「総合的に」行うのが心身医学だといえます。

心身医学の必要性と役割

現代の医学は，人を「臓器という部分を組み合わせた機械」とみなすことで発展してきました。それは，さまざまな疾患の治療を可能にし，人の健康に貢献してきましたが，機械を修理するような感覚で治療を進めるだけではなかなか治らない場合があることが徐々に気づかれてきました。人を機械とみなすことの盲点は，人のこころが身体に及ぼす影響を無視していたことです。そこで「こころと身体を分離したものと考える」という視点を改め，「心身一如」すなわちこころと身体のつながりを重視する考えが生まれました。そこから始まったのが心身医学です。そして，現在ではこころが身体に及ぼす影響の重要性は，誰もが認識するものとなりました。しかし，いまだ臨床上において，こころが身体に及ぼす影響の重要性が本当の意味で理解されているとはいえません。医師が「この症状にはこころの影響が大きい」と気づいても，多くの医師は「心因性だからカウンセリングを受けてもらおう」と考え，心理社会的な問題を身体疾患と一体のものとして診ようとはしないのです。

そこにあるのは「身体疾患のなかには心理社会的因子が関係するものがあり，それを治療するためには心理療法をしなければならない」という理解です。しかし，このような理解によって心理療法だけを行うのは，身体とは切り離したところで心理社会的な問題だけを扱って治療することになり，「こころと身体を分離させている」点で，心身医学以前の「身体だけを診る」ことと本質的になにも変わらないのです。

「こころの関与が大切だから，こころを診ていく」というのが心身医学ではありません。心身医学の目的は，あくまで「身体疾患（症状）を治療，解決していくため」に，心理社会的因子の関与にも積極的に目を向け，身体の治療と心理面へのアプローチを統合して行うことにあります。こころの悩みを解決したい場合には，はじめから心理士に相談すればよいし，精神症状が問題であれば精神科を受診すればよいのですが，身体症状に心理社会的因子が関与している場合には，こころと身体を一体のものとして扱っていかなけ

JCOPY 88002-877

ればなりません。ところが，精神医学や臨床心理学にとって，そういうことは苦手なのです。

　心身医学の基礎は「内科学」です。だからこそ，こころと身体を総合的に扱っていくことができます。心身医学にとって，精神医学や臨床心理学の知識を吸収することは必要ですが，大切なのは，それらをうまく身体症状の治療に役立て，治療の枠組みや進展のなかに位置づけることだということを忘れてはなりません。そのような方向性を持つ心身医学は，精神医学や臨床心理学とは，似ているようで，また違った意味を持つものであるといえます。

心療内科とはなにか

心身医学の臨床応用～心身医学的治療

　「こころの動き」は，どのような疾患にも多かれ少なかれ影響を及ぼします。そのため，心身相関についての知識は心身医学の専売特許ではなく，どの診療科にとっても本来不可欠なものです。つまり，心身医学は基本的に「各科の一般診療」の場で活かされるものだといえるでしょう。

　診察，検査，診断，治療の過程において，患者さんの性格や置かれた状況（環境）を考慮し，疾患の増悪過程の理解に組み込むこと，患者さんに合った説明の方法を考えること，疾患の改善における環境改善や心理的な安定の必要性を知り，治療に応用することは，各科の一般診療，とくにプライマリ・ケアにおいて当然必要なことです。これは本来，医療としてはごく「あたりまえ」のことなのですが，実はその「あたりまえ」の治療手順こそが「心身医学的治療」だといえます。心身医学は，これまでの身体医学とは異なる特殊な分野だと考えられがちですが，それは大きな誤りです。心身医学は決して身体医学の対極にあるものでも，対比されるものでもなく，身体医学のなかで活かされる考え方なのです。

心療内科とはなにか

　しかし実際には，その「あたりまえ」の手順だけではなかなか改善しない疾患（症状）があります。そのような疾患群に対し，専門的に治療にあたるのが心療内科の役割です。心療内科の本来の意味は「心理療法内科」つまり

表 1　心身症の定義

> 心身症とは，身体疾患のなかで，その発症や経過に心理・社会的因子が密接に関与し，器質的あるいは機能的障害が認められるものをいう。ただし神経症やうつ病など他の精神障害に伴う身体症状は除外する。

（日本心身医学会教育研修委員会編：心身医学の新しい診療指針．心身医学，31：537-573，1991より許諾を得て転載）

心理社会的因子の関与が大きい身体疾患に対して，薬物治療，物理療法など通常行われている治療だけでなく，適切な心理療法を併用する内科ということです。ただし，心療内科にとって心理療法とは他の一般内科的治療に「併用する」ものであって，決して「心療内科の治療＝心理療法」ではありません。こころの動きに配慮しながら身体疾患の治療を行う，すなわち心身医学的治療を実践しながら，必要に応じて心理療法を併用するのが心療内科です。

心身症について

　このような心療内科で扱う疾患の中心にあるのは「心身症」です。それでは心身症とはなんなのでしょうか。心身症は日本心身医学会によって表1のように定義されています。どのような身体疾患であっても，その発症や改善増悪には身体的因子とともに心理社会的因子が関与します。そのうち「心理社会的因子の比重が大きいものを心身症という」と考えればよいでしょう。すなわち，どのような身体疾患であっても心身症になり得るといえます。

心療内科の実情

　心身症の治療が中心であるとはいえ，現実の心療内科には精神疾患の患者さんも多く受診します。それは，心身症と，心身症に伴う精神症状，精神疾患に伴う身体症状の区別がつきにくいからです。また，心身症が改善したのち自分自身が抱える心理社会的問題に気づき，診療の場面で心理相談を継続する患者さんもいます。このように，実際の心療内科では，①心身症の専門治療，②精神疾患の治療，③心理相談の3本立てで治療が行われています。これらの業務のすべてを医師単独でこなすことが難しい場合には，心理士などの協力を得ることが必要です。

1
chapter

2
chapter

3
chapter

4
chapter

5
chapter

6
chapter

7
chapter

❖ 子どもの心療内科

子どもの心療内科の特徴

　子どもの心療内科も，患者さんの中核は心身症の子どもたちです。ただし，その子どもたちの多くは「不登校」を合併しており，家族にとっての大きな問題は，むしろその不登校状態にあります。身体症状に伴って不登校になる場合も，不登校に伴って身体症状が出現する場合もありますが，それらをうまく見極めながら治療を進めることが大切です。また，不登校が問題で受診する子どもたちのなかには，神経発達症（発達障害）を基礎に持つ子どもや，不安や抑うつを強く訴える子どもなどが含まれています。このように「不登校」を切り口として，心療内科領域から児童思春期精神科領域までさまざまなタイプの子どもが受診することが，子どもの心療内科の特徴だといえます。

子どもの心身症の定義

　このような特徴を踏まえ，日本小児心身医学会は 2014 年，子どもの心身症を表2のように定義しました。子どもは成人のように訴えが明確ではなく，心理社会的ストレスと症状の関連の証明も容易ではありません。しかし，心身未分化で周囲の環境に影響されやすい子どもであるからこそ，幅広い症例で心理社会的因子の関与について検討し，治療に役立てることが必要になるのです。子どもの心身症の定義には「成人よりも幅広い病態を心身症として理解し対応していこう」という意図が読み取れます。

子どもの心療内科の守備範囲

　現在，子どもの心療内科は小児科の一領域として存在しています。そして，小児科は子どもの医学心理学的問題に関する最初の身近な相談窓口です。子

表2　子どもの心身症

> 子どもの身体症状を示す病態のうち，その発症や経過に心理社会的因子が関与するすべてのものをいう。それには発達・行動上の問題や精神症状を伴うこともある。

（日本小児心身医学会理事会・日本小児心身医学会研究委員会編：一般小児科医のための心身医療ガイドライン．子どもの心とからだ，23：334-345，2014 より許諾を得て転載）

| 表3 | 子どもの心療内科の守備範囲 |

1. **心身症化しやすい身体疾患**
   起立性調節障害，過敏性腸症候群，慢性機能性頭痛，概日リズム睡眠-覚醒障害，夜尿症，昼間遺尿（尿失禁）症，心因性頻尿，遺糞症，アレルギー性疾患，その他の慢性に経過する身体疾患や悪性疾患に伴う諸問題
2. **精神疾患**
   摂食障害，チック，習癖異常，不安症，強迫症，抑うつ状態，解離症（解離性障害），変換症（転換性障害）など
3. **発達の問題**
   知的発達症（知的障害），自閉スペクトラム症，注意欠如・多動症，限局性学習症（発達性学習症，学習障害）など
4. **行動の問題**
   不登校，引きこもり，自傷行為，社会的問題行動
5. **養育上の問題**
   虐待やネグレクト・経済的困窮に伴う問題

どもの問題に関して，成長・発達という観点を持ちながら，こころにも身体にも家族にも地域社会（学校）にも目を向け，まるごと診ていくことができるのが小児科医の特徴です。小児科医としてのアイデンティティを保ちながら診療にあたる心療内科医（子どもの心療内科医）は，心身症の治療を中心としながらも，さまざまな子どものこころの問題，不登校などの行動の問題，神経発達症（発達障害），不安や抑うつなどの児童精神科的疾患にも守備範囲を広げることが期待されています。上記から，子どもの心療内科で治療の対象となる疾患（病態）は表3のようにまとめられます。

子どものこころ専門医

　子どものこころの問題に対して，日本では伝統的に小児科出身の子どもの心療内科医と精神科出身の児童思春期精神科医がそれぞれの得意分野を中心に関わってきました。現在，それらを統合し，単一の専門医として確立しようという動きが進んでいます。それが「子どものこころ専門医」制度です。子どものこころ専門医は，基本領域である小児科専門医あるいは精神科専門医を取得したのち研修を行い取得する，サブスペシャリティと位置づけられています。本制度の周知が進めば，子どものこころの問題に悩む家族が，どこに相談すればよいのか戸惑うことが少なくなるとともに，治療においても小児科と精神科の協力によるレベルアップが図れると考えられます。

治療における特徴

　心療内科に子どもが自分の意思で受診することはほとんどありません。多くの場合「親から連れられて」受診するのです。そのため，初診時は「なにも困っているところはない」という子どもに対して，少しでも困っているところを探り出し，治療の動機づけをするという作業が必要になります。年少児の場合は，明確な動機づけがないまま治療が進行することもあります。そのとき，治療において大きな比重を占めるのが「家族の面接」です。年少児ほど家族面接の比重が大きくなり，子どもの年齢が上がるにつれて，子ども自身へのアプローチの比重が大きくなります。しかし，患者さんが子どもの場合，どんな年齢においても家族の面接が不要になることはありません。そのくらい子どもが家族から受ける影響は大きいのです。

　子どもの治療において重要なのが，他機関との連携です。とくに学校との関わりは重要で，不登校状態にある子どもはもちろん，身体症状を抱えながら登校している子どもにおいても，学校の理解と協力は欠かせません。積極的に学校の先生とも面談し，環境調整を依頼する努力が必要です。また，虐待やネグレクト，経済的困窮など家庭環境に問題を抱える場合には，市町村の子育てに関わる部署（子育て支援課など）や児童相談所との連携が必要となります。

学校との連携

　学校との関わりは大切であるといいながら，医療と学校が理解し合うのは難しいのが現実です。それは，同じ子どもに関わる現場でありながら，医療と学校の立ち位置が大きく異なるからです（表4）。学校の先生は少しでも子どもを伸ばそうという思いから，変化をあせります。そのあせりが子どもと家族を追い詰めてしまうことを理解してもらわなければなりません。子どもが元気を取り戻すには時間がかかり，元気にならないと前向きに物事には取り組めないことを，実際に会って丁寧に伝えることが大切です。可能であれば，子どもと家族の承諾を得たうえで，担任の先生や養護教諭，スクールカウンセラーなどを外来に招き情報交換をします。これは，学校でのトラブル（いじめ問題，担任との関係不良など）が関係しているときには欠かせな

表4 医療と教育の違い

	医療	教育
個と集団という見方の違い	**子どもを「個」として扱う** ●子どもは1人ひとり状態が異なる。 ●個別の目標，個別の対応があるので周囲と同じであることを求めなくてよい。 ●個の違いを認めさせることも教育なのではないのか？	**子どもを「集団」として扱う** ●1人に甘くするとクラスの他の子に示しがつかない。 ●1人の目標値を下げてしまうと，他の子まで楽なほうに流れてしまう恐れがある。 ●みんなと一緒に活動できることが大切。
期待値と時間感覚の違い	**通常「元気をなくした」子どもを診ている** ●回復させるためにはリハビリテーションの時間が必要。 ●1つでも頑張って取り組めるものがあればよい。	**通常「元気な」子どもを扱っている** ●子どもはもっと伸びる力を秘めている。早く次のステップを踏ませて成長させたい。 ●誰でも頑張ればできる。嫌なことでも取り組む努力が必要。

いステップです。なお，学校現場は一般に守秘義務の認識に乏しいため，①家族の承諾を得る，②守秘義務について説明する，という手順は面倒でも省略しないようにします。

福祉との連携

　虐待が疑われるときの行政への通告は医師としての義務です。しかし，子どもの心療内科の臨床現場でよく遭遇するのは，明らかな身体的虐待よりも，暴言や面前DVなどの心理的虐待，経済的困窮や家族の精神疾患に伴うネグレクトであり，虐待通告というより，どのように相談につなげるかを思案するようなケースです。市町村や児童相談所の担当者に連絡をしてケースとしての把握状況を確認し，必要であれば要保護児童対策地域協議会（表5）の開催を依頼するなどの対応をしていきます。

精神科医との連携

　子どもの心療内科には，不安や抑うつなどの精神症状を呈する子どもも多く受診します。しかし，すべての精神疾患の治療が完結できるわけではなく，地域で子どもから思春期を対象にした診療を行い，病棟を運営している精神科医との連携は欠かせません。とくに精神科医への紹介が必要になるのは表6に示す3点です。

表5 要保護児童対策地域協議会

- ●被虐待児をはじめとする支援が必要な子どもの早期かつ適切な保護のため，関係機関が集まり，対象となる子どもとその家族に関する情報の交換や支援内容の協議を行う会議。
- ●被虐待（ネグレクトを含む）児や非行児童など，家族に監護させるのが適切でない子どもを対象とする。
- ●関係機関としては市町村，児童相談所，学校，病院などがあり，市町村がとりまとめを行う。
- ●守秘義務が発生するため，忌憚のない意見交換ができる。

表6 精神科医への紹介が必要な場合

1. 統合失調症の発症が疑われるとき。
2. 心理的な不安定性（強い不安や怯え，希死念慮）が強く，一般病院の枠内では子どもの安全が守られないと考えられるとき。
3. 家庭内での暴力や異常行動があり，家族が疲弊しているとき。

　小児期から診療を続けていた子どもが成人になるにしたがい，徐々に人格的な問題や抑うつ傾向を見せ始めることもあります。そのようなときに精神科医に紹介するか，このまま経過を追うかは難しい問題です。他医への紹介は，治療者への依存が強い患者さんほど「見捨てられ感」につながるため，受診をすすめてもなかなか承諾しません。その場合は無理に関係を遮断せず，受診を続けさせながら少しずつ説得するようにします。

　精神科受診に不安が強いときには，精神科との併診（精神科を受診させながら，こちらの受診も継続する）をすすめることもありますが，その場合は「精神科で薬物治療が開始されればこちらで薬物は扱わない」などの限界設定が必要です。また，併診は精神科医との関係形成の障害になるなど精神科医の治療の妨げになることも多いため，漫然と続けず，少しずつ受診間隔を開け，距離を置いていくようにしなければなりません。

　家族が疲弊し，家族自身の精神科医療が必要となる場合もあります。家族の不眠や抑うつ状態がひどく，薬物治療が必要だと判断すれば，子どもの心療内科医が家族の治療まで抱え込もうとせず，地域の精神科医を紹介したほうがよいでしょう。家族の治療まで抱え込むことは医師を疲弊させ，家族の治療がうまくいかなくなるばかりか，本来の目的である子どもの治療までおろそかになることが多いからです。

心身相関と心身症

2
chapter

❖ 心身相関と不安

こころと身体のつながり

　動物の行動は，一般に「外界からの刺激を受容し，それに反応する」という形で作られます。原始的な動物の場合，その過程に意識的な制御はなく，「刺激⇒反応」の単純なループの組み合わせだけで（不思議なものですが）自然にまとまった行動が形成されていきます。この「刺激⇒反応」のループは人においても行動形成の基礎となるものですが，人の場合，「刺激⇒反応」ループを途中で「制御」するはたらきが存在します。そして，まとまった行動をするときには「刺激⇒制御⇒反応」というパターンをとるようになっています。この「制御」は脳の働きによるもので，人は大脳が発達しているため，とくにこの「制御」機能が大きな役割を果たすようになりました。さらに「言葉」を持つことが，この「制御」のはたらきをより強力なものにしています。

　人は自分自身や周囲の状況を理解しようとするとき，感じたものを言葉に翻訳する作業（言語化）を常に行っています。この言語化によって，人は身体からの司令（身体の状態に沿って生じる感覚や欲求など）に対してすぐには反応せず，いったん言語化してとらえ，判断した上で対応するようになりました。つまり，自らの身体をそのまま受け入れるのではなく，言葉の上に映し出された「虚像」として見ているようなものです。その過程のなかで，意識的か無意識的かにかかわらず，言葉によって身体からの司令が歪められた形で感知されることもあるわけです。「こころ＝言葉」というわけではありませんが，こころのはたらきに言葉が深く関与していることは間違いなく，人は言葉を持つことによって，こころが身体に影響を及ぼしやすくなったといえるかもしれません。

　一方で，身体の調子はこころの動きに影響を与えます。こころは基本的に脳機能という生物学的基盤の上に生じるものだからです。これは「体調が悪いと気分が落ち込む」という日常的なものから，器質性精神障害（身体疾患に伴って生じる精神障害）まで幅広くみられます。これらの「こころと身体の相互関係」を総称して「心身相関」といいます。心身相関は特別な状況でのみ生じるものではなく，人の病気においては，どのような場合であっても

JCOPY 88002-877

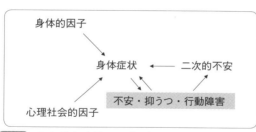

図1 こころと身体のつながり

(小柳憲司：心身医療をすべての子どもたちに．日本小児科学会雑誌，118：455-461，2014 より許諾を得て一部改変し転載)

考慮しておかなければなりません。

病気におけるこころと身体

　それでは，病気というものを「こころ」と「身体」という観点から考えてみましょう（図1）。なんらかの症状が出現するとき，その発症には，かならず「身体的因子」と「心理社会的因子」が関わります。このうち身体的因子とは，遺伝的体質，細菌やウイルスなどの病原体，生活習慣や栄養状況などを指し，心理社会的因子とは，生まれつきの能力や発達特性，これまでの育ちのなかで培われてきた物事に対するとらえ方・考え方，現在置かれている家庭や学校の環境などにあたります。これが，こころと身体の関わりの第1のプロセスです。

　さらに，そうやって出現した症状が存在・持続することで，こころのなかに「不安」が生じ，その不安によって症状が増幅されます。症状に注目すればするほど小さな変化にも気がついてしまい，症状を感じやすくなるという悪循環です。また，症状によって活動ができなくなると社会生活上の問題を生み，それが「二次的不安」という形で症状に悪影響を及ぼします。「具合が悪くて学校に行けないことが続くと，授業にも友だちの話にもついていけなくなり，学校に行きたくなかったわけではないのに，徐々に学校に行くことが不安になって足がすくんでしまう」という流れです。このような，症状が存在することによって新たに生じる「不安」のもたらす影響が，こころと身体の関わりの第2のプロセスだといえます。

こころと身体をつなぐ不安

　前述したように，こころが身体に及ぼす影響は，こころのなかにある「不安」によって媒介されます。そこで，この項では「不安」について少し詳しく述べてみましょう。

　「こころと身体をつなぐもの」としての不安は，大きく2つに分けられます。それは，発症前から存在し発症要因の1つとなる不安（図2-A）と，症状の存在によって新たに引き起こされた不安（図2-B）です。また，後者はさらに，不快感に伴う不安（症状が存在することで引き起こされる不快感に由来する不安）と，制御不能感に伴う不安（症状をコントロールできないというあせりに由来する不安）に分けることができます。「体調が悪いと不快で気持ちが穏やかでなくなる」という基本的な感情が「不快感に伴う不安」です。不快感に伴う不安は「症状へのとらわれ」を生じさせ，通常の身体疾患を「心身症化」する大きな要因となります。さらに，体調不良がなぜ生じるのか，どういう経過をたどるのか，どのように対処したらよいのかわからなければ，不安はさらに大きくなります。この「理解ができない」「対処できない」という気持ちから生じる不安が「制御不能感に伴う不安」です。いくら苦痛があったとしても，それが「あとどれだけでおさまる」とか「この薬を飲めばおさまる」ということがわかっていれば，苦痛による不安は確実に軽減されます。この「なんとかなる」という自信が「コントロール（制御）感」です。「コントロールできないというあせり＝制御不能感」は，短期的には「理解できない，対処できない」不安として作用しますが，中長期的には「どうすることもできない」というあきらめから，無力感（学習性絶望感），抑うつ感となり，こころに対してさらなる悪影響を及ぼします。

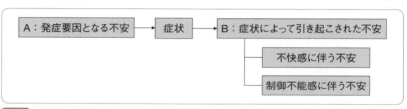

図2　不安の分類

JCOPY 88002-877

❖ 心身症のメカニズム

心身症は多因子性疾患である

　心身症は「心理社会的因子が密接に関与する身体疾患（症状）」です。そうすると，どうしても「心身症の原因は発症に関わる心理社会的因子である」と理解されがちですが，心身症は心理社会的因子だけで発症するわけではありません。身体症状が出現するためには，なんらかの身体的因子の関与が必要です。また，身体症状の持続によって生じる不安が症状をさらに増幅し，行動障害を出現させ，それによって二次的な不安が出現し，それが症状を修飾するなど，病態は非常に複雑です。そのため，単一の原因だけにとらわれると，病態の理解は進みません。心身症は，身体的因子・心理社会的因子・症状に伴う不安が複雑に絡み合う多因子性疾患であるという理解が大切です。

心身症における身体的因子

　インフルエンザウイルスがインフルエンザを引き起こすように，「心理社会的ストレスが加わると○○の症状が生じる」という定式的なものはありません。人によっては頭痛が起こるし，別の人には腹痛が起こるなど，どのような症状が生じるかは個人によって異なります。そこで，どのような症状が生じるかを決めるのは「身体的因子」です。たとえば「嫌なものを吐き出したくて嘔吐が生じる」というように，心理社会的ストレスの身体化にも，なんらかの意味を求めたくなりますが，そのような意味づけは恣意的なものであり，本当かどうかは明確ではありません。むしろ，もっと単純に「その人の身体的に弱い部分に出現する」と考えればよいでしょう。もともと頭痛持ちの人には頭痛が起こり，消化器官が弱い人には腹痛や下痢が起こるのです。弱いところという点では，「感染性胃腸炎罹患後に，なにかあるたび下痢をするようになった」など，先行感染が関係する場合もあります。また，過換気症候群が集団発生するように，周囲の動きに影響される場合もあります。

心身症と変換症（転換性障害）

　心身症は，基本的に身体的な因子として「自律神経系・内分泌系・免疫系などを介した器質的病変や機能的障害」が存在します。頭痛や腹痛など，子どもがしばしば訴える症状は，身体における器質的／機能的障害が明確には証明できませんが，なんらかの機能的異常の存在を推定しても不合理ではないため，心身症として取り扱います。しかし，神経学的に異常を認めないのに足が動かない，目が見えないなど，明らかに不合理な症状を呈するものは，心身症ではなく「変換症（転換性障害）」と考えます。また，嘘をついて学校をサボろうとするときの「仮病」や，自ら下剤を飲んで下痢を起こしたり，皮膚を刺激して湿疹を作ったりする「作為症」も心身症とは異なる病態です。

　変換症とは，心理社会的ストレスとの関連で，歩行障害，失声，けいれん，視覚障害，聴覚障害などの運動器・感覚器症状を呈する疾患です。意識的に症状を作り出しているわけではありませんが，症状があることによって，自らが直面するストレス状況を回避することができるため（マラソン大会で走らなくていい，不都合な現実を見なくていいなど），なんらかの「疾病利得」を得ることが多いようです。子どもにおいて，心身症と変換症は区別が難しい場合もありますが，身体的に器質的／機能的異常が明確に否定されるものは変換症と考えます。治療においては，変換症では心身症よりも「症状に注目しない」ようにすることが大切です。変換症は身体的異常を認めない疾患であり，治療に向けての身体的アプローチは意味をなさないからです。それに，症状があって得な部分があれば，症状を軽減させようとしても，なかなか改善しません。それでも子ども自身は困り感を訴えますから，困り感を認めながら「有効な治療法はないが，かならず改善するので，根気強く待とう」と伝えます。歩行障害など運動器障害がある場合は，使わないことが廃用性萎縮につながりますから，車椅子などの使用はできるだけ避け，リハビリテーションをすすめます。そうしているうちに，症状を持っているのが面倒になれば，いつの間にか症状は消失していきます。症状があって得な部分より，症状があることでの面倒さが勝るようになるということです。いろいろな関わりを通じて「ふつうに生活したい，元気になりたい」という気持ちを自然に高めていくことが大切です。

JCOPY 88002-877

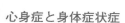

心身症と身体症状症

　精神疾患のなかに「身体症状症」といわれるものがあります。これは，1つ以上の苦痛を伴う身体症状と，症状に伴う強い不安（症状を過度に深刻に考える，自身の健康に対する過度の不安）を呈するもので，身体症状の要因となる身体疾患の有無には関係なく，症状に伴う「不自然で強い不安」が症状の中核です。心身症においても，身体症状の持続に伴う不安は，その病態に大きく関わりますが，心身症における中核的問題は，あくまで「身体症状」であり，身体症状症とは異なります。心身症と身体症状症は，一部は病態が重なる場合もありますが，まったく同一のものではありません。

心身症における心理社会的因子

　心理社会的因子というとき，すぐに思い浮かぶのが「母子関係のこじれ」とか「学校でのいじめ」などの問題です。そのようなエピソードは端的で理解しやすいものですが，心理社会的因子とは本来そのような単純なものではなく，もっと複雑なものです。心理社会的因子は多くの事象が絡み合って構成されているのです（図3）。

　心理社会的因子は，まず「背景」と「きっかけ」に大きく分けられます。背景とは，以前から存在し，ずっとこころにダメージを与えてきた問題，きっかけとは，発症の最後の一押しをした出来事のことです。学校を休み始める直前の友だちとのトラブル，担任の先生からの叱責，外傷や病気など，きっかけとなった出来事は印象的ではありますが，それらはあくまできっかけに

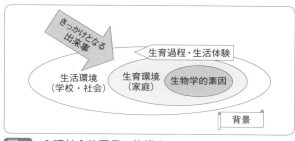

図3　心理社会的因子の複雑さ

（小柳憲司：心身医療をすべての子どもたちに. 日本小児科学会雑誌，118：455-461，2014 より許諾を得て一部改変し転載）

すぎず，心理社会的因子としてより重要な意味を持つのは「背景」です。

心理社会的背景を分析する

❶ 生物学的素因

　心理社会的因子なのに生物学的素因というのも不思議なものですが，個人の知的能力や発達特性，不安の強さなどは，ストレスの受け方，感じ方，対処の仕方に大きく関わります。これらは，総括していえば生来の脳の性質です。また，身体的慢性疾患（アレルギー疾患など）があると，行動を制限されることによって自信を失うなど，心理的に悪影響を及ぼします。強迫症，うつ病，統合失調症などの精神疾患も同様です。医学的疾患は，器質性／機能性にかかわらず，症状に直接関わるものであれば身体的因子と考えられますが，症状に直接関わらなくても，こころの動きに影響を与える場合，心理社会的因子として作用すると考えることができます。

❷ 家庭環境

　家庭環境は子どもの育ちに深く関わり，子どものこころの状態に大きな影響を与えます。家庭環境の問題は，行政が関わるような明らかな虐待やネグレクトとはいえなくても，経済的困窮や，親が精神・身体疾患のため子どもに適切に対応できない，祖父母やきょうだいに疾患があり子どもと関わる時間が制限される，夫婦関係が悪く，繰り返す喧嘩やDVが子どものこころに悪影響を及ぼしているなど，さまざまなケースがあります。それほど表面化していなくても，親子でなんとなく相性が悪い，微妙な思いのズレがある，言いたいことが言えないなどのちょっとしたボタンの掛け違いが影響する場合もあります。これらは個別性が大きく「○○だからダメ」という固定的な考え方は避けたほうがよいでしょう。たとえば，ひとり親家庭は一般に危険因子の1つととらえられますが，不仲な両親がいがみ合って過ごすのを目にしながら育つよりも悪影響は少ないと考えられ，ひとり親家庭だからハイリスクであると一概にはいえないのです。

❸ 学校・社会環境

　子どもにとって，1日のうち多くの時間を過ごす学校の環境は，子どものこころに大きな影響を及ぼします。友だち関係のトラブルはないか（いじめも含む），担任の先生との関係はどうか（担任との関係が悪い場合も，担任

から過度に期待されて心理的負担が大きくなる場合もある），学校環境が落ち着いているか（地域的に荒れていないか，学級崩壊していないか），学校の体制が子どもにとって過負荷になっていないか（進学に向けての課題が多すぎる，部活がハードすぎる）などが関係します。

❹ 素因・家庭・学校の相互関係

たとえば，親が子どもに適切に対応できないのは，親自身の問題だけではなく，子どもの発達特性のために親が戸惑っているのかもしれません。子ども虐待の多くは，その家庭が地域から孤立し，援助の手が差し伸べられないことでエスカレートするといわれています。子どもが学校でいじめられるのは，家庭の経済的困窮や子どもの発達特性が引き金になっているかもしれません。地域の子どもの人数が少なくクラス替えが行われないことによって，保育所からの人間関係が固定化され，孤立した立場から抜け出せなくなっている子どももいます。このように，子どもの素因と家庭の状況，地域社会や学校の環境は深く結びついていて，単独の問題として存在するわけではないのです。図3（⇒ p31）の包含関係はそのことを示しています。先に「心身症は多因子性疾患である」と述べましたが，心身症をはじめとする子どものこころに関わる問題には，さまざまな因子が複雑に絡み合っており，単一の原因で起こるものではないということを，十分に理解しておくことが大切です。

❖ 心身症の発症に関わる問題

心身症の2つのパターン

心身症の発症に際し，身体的因子・心理社会的因子・症状に伴う不安がどのくらいの比重で関与するかによって，心身症は大きく2つに分けられます。それは，①心理社会的因子の関与が大きいもの，②症状に伴う不安の影響が大きいもの，の2つです（図4）。前者は発症前から明確な心理社会的因子が存在し，それによるストレスが身体疾患とリンクして身体化したと考えられるもの，後者は身体疾患が先に存在し，それによる不安によって症状が増幅したり，行動障害と二次的不安が生じたりしたものです。一般に心身症というと前者のイメージが強いと思いますが，実際には後者のパターンも多く，とくに慢性に経過する身体疾患では，症状が持続することによる不快感や疾

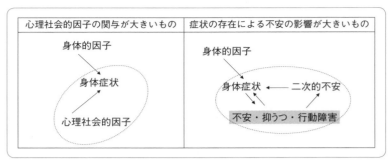

心理社会的因子の関与が大きいもの	症状の存在による不安の影響が大きいもの

図4 心身症の2つのパターン

(小柳憲司：心身医療をすべての子どもたちに．日本小児科学会雑誌，118：455-461，2014
より許諾を得て一部改変し転載)

患に伴う行動制限などから気持ちがすさみ，徐々にストレス耐性が低下して，
ちょっとした心理社会的ストレスから症状が増悪するようになる「心身症化」
の過程がしばしばみられます。

心身症の発症とストレス耐性

　心理社会的因子が心身にどのような影響を与えるかは，人によって大きく
異なります。それは「ストレス耐性」に個人差があるからです。ストレス耐
性とは，心理社会的ストレスからの影響の受けやすさを示し，ストレス耐性
が高いとストレスの影響を受けにくく，ストレス耐性が低いと比較的小さな
ストレスからも影響を受けやすいといえます。心理社会的因子が心身に与え
る影響が顕在化するかどうかは，ストレスの強度とストレス耐性のバランス
が関係し（図5），ストレス耐性がいくら高くても，愛する人の死や，重大
な災害・事故・犯罪などに遭遇すれば心身の調子を崩してしまうことがあり
ますし，ストレス耐性が低ければ，親からの叱責や友だちとのトラブルなど，
日常よく遭遇すると考えられる出来事でも，容易に調子を崩してしまうこと
になります。

　ストレス耐性は，ストレスに耐える強靭な精神力のように感じられるかも
しれませんが，誰でもストレスをまともに受けていると，いつかそれにつぶ
されてしまいます。ストレスを真っ向から受けとめるのではなく，いかに「か
わす（やり過ごす）ことができるか」が，ストレスに耐えるためには重要で

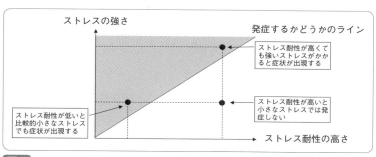

図5 ストレス耐性と心身症の発症

あり，それは精神の「強さ」というよりも，むしろ「しなやかさ（resilience）」
といえる性質のものです。そもそも心理社会的ストレスとは，1つの大きな
出来事による一撃というより，小さな出来事が積み重なってボディブローの
ように効いてくるものですから，小さな衝撃が蓄積されないように，適度に
吐き出すことができるかどうかもストレス耐性には大きく関わります。

ストレス耐性と基本的な安心感・自己肯定感

❶ ストレス耐性の基礎にあるもの

　ストレスをやり過ごす力に関わるのは，ストレス状況に置かれたとき，①
自分だけで頑張ろうとせず，誰かに助けを求められるか，②うまくいかなく
ても腐らず，いい方向に動き出すのを待てるか，ということです。このうち
前者は「自分はひとりぼっちじゃない，誰かは味方になってくれる」という
思い（基本的な安心感），後者は「自分はきっとなんとかなる」という漠然
とした自信（自己肯定感）です。この基本的な安心感，自己肯定感は人のこ
ころの安定にとって重要なもので，子どもの育ちのなかで少しずつ形成され
ていきます。すなわち，ストレス耐性は後天的に身につけられるものだとい
えます。

❷ 基本的な安心感と自己肯定感

　基本的な安心感とは「ありのままの自分でも周囲に受け入れられる（認め
てもらえる）」「自分はここにいていいんだ」という思いのことです。人は社
会的動物であり，生きていくためには，他者と安定した関係を形成できなけ
ればなりません。自分の言いたいことは言い，そのうえで周囲の声にも耳を

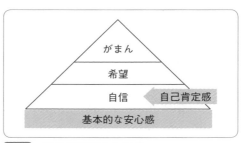

図6　自己肯定感の大切さ

傾け，双方に折り合いをつけながら生きていく，自己主張ばかり繰り返すと誰からも相手にされなくなりますし，自分の気持ちを押し殺して周囲に合わせてばかりいると，自分が本当にしたいことや自分の本当の気持ちさえも見失ってしまいます。しかし，人は「受け入れてもらえる」という思いがないと，自分の気持ちを素直に表明することができません。そのため，基本的な安心感は他者との安定した関係の形成に不可欠なのです。

　自己肯定感は「自分には存在意義がある」「自分はみんなの役に立っている」という思いのことで，自尊感情ともいいます。自己肯定感があることで，人は「やればできる」「なんとかやっていける」という漠然とした自信を持ち，前向きに生きていくことができますが，自己肯定感が育っていないと「どうせ自分はなにをやってもダメ」「自分なんかいないほうがまし」というように，どうしても後ろ向きになってしまいます。

　人がなにかを身につけるためには「努力」が必要であり，努力は利那的な欲求を「がまん」することから始まります。しかし，がまんは「がまんすれば，よいことがある」という「希望」が持てないとできません。そして，希望は「やればできる，きっとなんとかなる」という気持ちが基礎にないと持てないのです（図6）。そのような「漠然とした自信」こそ，自己肯定感にほかなりません。がまんができない子は，決してだらしないのではなく，物事に取り組み，達成するという経験をしたことがないため自信が持てないのです。大人は子どもをみるときに，そのような視点を持つ必要があります。

❸ 基本的な安心感・自己肯定感はどのように育つのか

　基本的な安心感の基礎になるのは，乳児期から幼児期に，養育者（親または親代わりの大人）から愛情をもって育てられた経験です。その経験をもと

JCOPY 88002-877

に，子どもたちは集団生活の場で，友だちや先生から受け入れられる経験を通じて安心感を高めます。そのなかで，さまざまなことに取り組み，うまくいく経験（成功体験）を重ねると，自己肯定感が高まっていきます。基本的な安心感と自己肯定感は一体的なものですが，基本的な安心感は周囲の大人から与えられるものであるのに対し，自己肯定感は自分の経験からつかんでいくものであるというところが少し異なります。

　順調に育った子どもでも，10歳をすぎて思春期に入る頃になると，さまざまな壁にぶつかります。思春期は，二次性徴という身体的変化とともに，心理的にも「親から作られた自分をいったん壊し（否定し），自分なりに新しく組み変える（自分の在りようを自分で決める）」作業が必要な時期だからです。人間関係も複雑になり，仲の良かった友だちと喧嘩したり，新しい友だちができたりと，関係は目まぐるしく変化します。そのなかで，これまで作られた基本的な安心感・自己肯定感は何度も揺らぎますが，このように「うまくいかない経験をし，それから復活する」ことは，基本的な安心感・自己肯定感を確かなものにしていくために重要な過程なのです。

❹ 基本的な安心感・自己肯定感の形成不全と不適応行動

　基本的な安心感があれば，子どもは社会のなかで自然に振る舞うことができますが，それがなければ，自分を認めてもらうためにさまざまな行動を取ります。たとえば，認めてもらえるように大きな声で泣きわめいたり，あえて反抗してみたり，という行動です。嘘をついたり万引きをしたり，リストカットなどの自傷行為に発展したりすることもあります。これは「認めてもらえない」という疎外感や寂しさを埋め合わせるために，手っ取り早く注目されるような行動をとっているのだと考えればよいでしょう。

　それとは別のパターンをとる場合もあります。それは「認めてもらえるように努力しよう」とする子どもたちです。「こうしたらお母さんは自分を認めてくれる」「こうしないと自分は先生から見捨てられる」そういう風に考え，自分の欲求を抑えて，必死で「周囲から期待される自分」を演じるのです。自分の本当の気持ちを抑え，嫌なことを嫌とも言わずに頑張るのは，立派なことのように感じられるかもしれませんが，あまりにも自分の気持ちを抑えすぎると，人は自分を見失ってしまいます。自分は何者なのか，自分はなにをしたいのか，本当の自分の思いさえもわからなくなってしまうのです。そ

のような状態を「過剰適応」といいます。過剰適応の子どもは，自分の本当の気持ちを押しつぶし，ぽっかり空いた空間に家族や先生の期待を取り込んでしまいます。家族や先生の期待を自分のものだと錯覚しながら生活しているのです。そうなると，自分が気づかないうちに徐々にこころが蝕まれ，どこかで破綻してしまいます。

子ども虐待と基本的な安心感・自己肯定感

❶ 愛着（アタッチメント）とは

　虐待を受けて育った子どもは「自分は受け入れられている」という思いが持てず，将来にわたって安定した人間関係が構築できなくなります。「誰も信じられない」「自分の周りはすべて敵」という感じになってしまうのです。虐待が抱える問題は，生命の危険もさることながら，このような基本的な安心感を持てなくなることが非常に大きいといえます。

　子どもには生来，不安を感じたとき，特定の対象にしっかりと密着することを通じて，安全であるという感覚を回復・維持しようという心理的傾向が備わっています。「子どもが泣いたり笑ったりしたとき，養育者がそのサインに対して安定的に適切に対応する」その繰り返しを通じて，子どもは「この人は自分をいつもしっかりと守ってくれる」という安心感を得ます。そのような特定の人との関係を「愛着（アタッチメント）」といい，それが子どもの人間関係の基礎になるのです。愛着関係にはさまざまなパターンがあり，それは子どもの性質と養育者の反応性によって変化します。養育者が感情豊かに反応するタイプであれば，子どもは自分の感情を素直に表現するようになりますし，養育者が比較的淡々としているタイプであれば，子どもはあまり感情を素直には表現しなくなります。子どもは養育者に受け入れてもらえるように，自分を合わせていくのです。もちろん養育者も人間ですから，ある程度の気分の波はあり，いつも子どもに対して適切に，一定の調子で対応することはできません。ある程度の「揺らぎ」は人として当然のことであり，養育者の揺らぎを体験することが，子どもにとっても「お母さんは機嫌のいいときと悪いときがあるけれど同じお母さんだし，いつも最後は自分に優しくしてくれるから，嫌いなときもあるけれど大好き」という「両価性（ambivalence）」を受け入れることにつながるのです。

❷ 愛着（アタッチメント）の障害

　しかし，養育者が非常に不安定で，あるときは子どもをベタベタと可愛がり，あるときは強く拒否し虐待するようなことがあると，子どもはあまりの差の激しさから「人には調子のいいときと悪いときがあるが，それでも同じ人なのだ」という感覚が持てなくなり，大きく混乱してしまいます。虐待を受けて育つ子どもはまさにそのような状態に置かれており，適切な愛着関係を形成できない状況にあるのです。適切な愛着関係が形成されない状態をアタッチメント障害といい，将来にわたる人間関係の形成に大きな障害となります。これには大きく分けて 2 つのパターンがあり（表 7），それぞれが神経発達症（発達障害⇒ p62）と類似した表現型をとります。そのため，神経発達症を疑う子どもをみたときには，常に子どもの愛着関係はどうなのかということにも注意しておかなければなりません。

　愛着関係に問題を抱えた子どもは，成長とともに，養育者から振り回される状況を避けようと，養育者の顔色を過度にうかがい，先回りして養育者の意向に沿う動きをするようになります。養育者が精神疾患を持つなどして調子を崩しているときには，甲斐甲斐しく世話をすることで逆に養育者を自分の支配下に置こうとすることもあります。しかし，そのような動きは子どものこころをどんどん蝕み，情緒不安定にしていきます。そして，成人後も情緒の不安定さや人間関係の危うさ（極端に密着するか，拒絶するかの関係しか持てなくなり，関係が安定しない状態）を抱え続けることになってしまうのです。

表7　アタッチメント障害

反応性アタッチメント障害	脱抑制性対人交流障害
●愛着の対象となる相手から虐待を受けることによって，自分は愛され守られる存在であるという意識がうまく形成されなかった状態。 ●相手を信頼して関係を築くことができず，自分に関わろうとする人はすべて敵のように感じてしまうため，周囲からの働きかけを拒絶し，かたくなに自分の殻に閉じこもったり，関わろうとする人を攻撃したりする。 ●自閉スペクトラム症との鑑別が必要。	●世話をする人が頻回に変わったり，施設入所などによって多くの人から時間を区切って関わられたりしたことで，特定の相手との愛着関係がうまく形成されなかった状態。 ●自分にとって信頼できる人と警戒が必要な人との区別ができず，周囲と適切な距離がとれないため，無防備に誰にでもベタベタとまとわりついたり，誘われると平気でついていったりする。 ●注意欠如・多動症との鑑別が必要。

基本的な安心感・自己肯定感と「こころのエネルギー」

❶ こころのエネルギー

　基本的な安心感や自己肯定感がうまく形成されない（あるいは，なんらかの要因によって失われる）と，ストレス耐性が低下して心身症の発症につながることは，これまで述べたとおりです。基本的な安心感や自己肯定感が低下すると，不安や自信のなさのため，いろんなことに前向きに取り組めなくなります。これは「活動に必要なエネルギーが低下している」状態です。この「活動に必要なエネルギー」を，ここでは「こころのエネルギー」と名づけます。こころのエネルギーが高いときには，いろんなことに意欲的に取り組めますが，エネルギーが低下すると，前向きに取り組めなくなるというように，こころのエネルギー量が人のこころの状態を規定するわけです。こころのエネルギーは基本的な安心感や自己肯定感を基盤とし（図7），基礎がしっかりしていないと多くのエネルギーが乗らないわけですから，基本的な安心感や自己肯定感が，人の意欲や活動性にも影響することがわかります。

❷ こころのエネルギーのイメージ

　こころのエネルギーは実際に見えるものでも測定できるものでもありませんが，次のようにイメージするとよいでしょう。

　こころのエネルギーは，日々の活動によって消費され，休息したり楽しんだりすることで補充されます（図8）。しかし，不安や緊張が強い状態が続くと浪費され，うまく補充できなくなるために枯渇してしまいます。そして，エネルギーが低下すると情緒不安定になったり，さまざまな身体症状を呈したりするのです。車や携帯電話のバッテリー（充電池）のように，活動で使っ

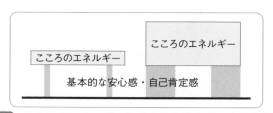

図7　こころのエネルギーと基本的な安心感・自己肯定感
基本的な安心感・自己肯定感という土台がしっかりしていないと十分量のこころのエネルギーが積み上げられない。

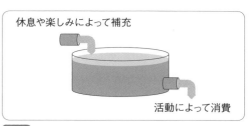

休息や楽しみによって補充

活動によって消費

図8 こころのエネルギーについて

た分を休息することで補充する，その繰り返しによって，人はエネルギー不足に陥らずに生活を続けていくことができます。

　通常は終日活動しても，エネルギーは全体の 10 〜 20%程度しか使用しません。そして，そのくらいの量なら一晩休めば回復します。しかし，テスト勉強や部活などが続いてゆっくり休むことができなかったり，友だちや家族とのトラブルが続いたりすれば，使用するエネルギーの量が普段より増加し，60 〜 70%までエネルギーが落ちてしまいます。すると，疲労感や，なにをするにもおっくうな感じ（おっくう感）が生じます。ただし，その段階なら，まだ友だちや家族，学校の先生から励まされたり，気晴らしに遊びに行ったりすることで回復が可能です。しかし，その状態で回復させることができずに 40 〜 50%まで下がると，今度はイライラ感や不安，あせりの感情が強くなってきます。そうなると，いくら励ましても気晴らしをしても簡単には回復しません。こうして出現した不安は，少しずつ時間をかけて解消していくしかないのです。それ以上にエネルギーが低下すると抑うつ状態となり，ゆっくり休養を取ることでしか回復しなくなります（図9）。いわゆる「うつ」とは，このようになんらかの要因で極端にエネルギーが低下した状態だと考えればよいでしょう。働きすぎて消耗した場合も，悩みごとが重なってこころが疲れた場合も，脳の機能的障害としてエネルギーが低下した場合も，状態としてはほとんど同じです。

❸ こころのエネルギーの診療への応用

　診療を継続していくためには，子どもの状態をそのときどきで評価し，対応に活かしていくことが必要です。こころが関わる問題では，経時的な評価に検査値というものが利用できないため，代わりに自記式の質問票などが用

			（症状）	（必要な対応）
	100%	正常状態		
	90% 80%			
	70% 60%	軽度低下	疲労感	気分転換・励まし
	50% 40%	中度低下	過剰な不安 イライラ	段階的な不安の緩和
病的 状態	30% 20%	重度低下	抑うつ・無力感	休養
	10% 0%	危機的状況		

図9 こころのエネルギー量と症状

表8 こころのエネルギー量の指標

軽度低下	● 外では元気にしているが，家では不機嫌 ● 好きなことはできるが，根気が必要なことには取り組めない
中度低下	● なにかをしようとしても，あと一歩が出ない ● イライラしてちょっとしたことで怒る ● 目が泳いで落ち着かない感じが強い
重度低下	● 下を向いて顔があげられない ● 自分なんか消えてしまえばいいと思う

いられますが，医学的検査値ほどの客観性はなく，そのぶん診察時の印象が
より重要となります。こころのエネルギーのイメージは，診療中に子どもの
状態を理解し，対応を考えるうえで有用です。「この子のこころのエネルギー
はどのくらい低下しているのか」という視点で子どもを観察すれば，そのエ
ネルギー状態に応じて指示を出すことができるからです。そして，指示が無
理なく実行できるか，指示をこなそうとすることで不安定にならないか，な
どの所見からエネルギーの評価を修正していきます。子どもの所見とエネル
ギー量の指標を表8に示します。意欲の低下や勇気のなさは単なる「わが
まま」ではなく，なんらかの要因によるこころのエネルギーの低下があるの
だと考えることが必要です。そこを見極めずに厳しさだけを押しつけると，
子どもはつぶれてしまいます。

心身医学における治療

3
chapter

∴ 治療の考え方

治療においてめざすもの

　個体にはもともと自然治癒力が備わっており，それが正常に機能している限り，病気がそれほど問題となることはありません。しかし，その自然治癒力がうまく働かなくなると，状態は悪循環を繰り返し，病気が進行してしまいます。だから，治療のために医師がしなければならないのは，自然治癒力を阻害し，状態を悪化させているさまざまな因子に対してアプローチし，自然治癒力を回復させることにあります。

　これまでの身体医学では，そのアプローチが衛生環境，病原体，栄養などの環境因子と身体に対してのみに限られていました。それを，こころと身体の関係を視野に入れながら，それらに対してもアプローチしていくのが心身医学的治療です。基本的な部分はこれまでの医学となにも変わることはないのですが，こころと身体のつながりのなかで出現してくるさまざまな「不安」の影響を常に考慮し，その軽減のための治療的アプローチを積極的に行っていくというのが心身医学的治療の特徴であるといえます。

重要なのはコントロール感の回復

　不安を軽減し，その悪影響を抑えていくのが心身医学的治療の基本なのですが，その不安には，発症前から存在し発症要因の1つとなる不安（図2-A）と，症状の存在によって新たに引き起こされた不安（図2-B）の2種類があります（⇒ p28）。こころが関わる疾患の治療をするのであれば，当然「発症に関わる心理社会的因子を探り，それに対応していく」のだと考えられますが，発症前から存在する心理社会的因子への対処は，それほど簡単なものではありません。子どもの発達特性にしても，家族のありようにしても，学校環境にしても，「変えてください」といって変わるものではないのです。また，実際の臨床では，いったん発症してしまったものは症状自体がひとり歩きしてしまうことも多く，心理社会的因子を操作したところで，関数のように発症前の状態に戻るわけではありません。それは，発症によって引き起こされた不安の作用で「これまでできていたことができなくなる⇒自信を失う」

という変化が起こるからです。そこで大切なのは，このような不安の影響を
いかに抑えるかということになります。そのためのアプローチとして「症状
への対応」を行うわけですが，慢性化した症状は，現実問題としてなかなか
消失しません。そこで，症状を「消失させる」のではなく「あまりにもつらい
ときに少しでも軽くできる」ことを目標に対応を考えていきます。少しでも
軽くできれば，それが「症状にどうにか対処できた」という自信（コントロー
ル感）につながります。つまり，まずは「原因がなにか」よりも目の前にある
困難な状況になにがしか対応し，コントロール感を回復させることが治療に
つながるのです。発症に関わる心理社会的因子の検証とそれに対するアプ
ローチは，少し自信が回復し，こころの安定が得られてから中長期的に行う
ようにします。

コントロール感の回復のためには

　コントロール感の回復のために重要なことは表9の3点に集約されます。
人にとって，自分の状態や経過が「わからない」ことほど不安なことはあり
ません。症状とうまくつき合う（コントロールする）ためにも，まずは自分の
状態を「知る」ことが大切です。ただし，その「知」は症状への対応につなが
らなければ意味がありません。対応まで含めて知ることが「理解」であり，
そのためには，なんらかの対応策を呈示することが必要です。しかし，呈示
された対応策にまったく効果がなければコントロール感の回復にはつながり
ません。たとえば，がんの告知について考えてみましょう。「あなたはがんで
す」と告知されただけであれば，自分の状態を知ることにはなりますが，患
者さんは絶望するだけで，コントロール感の回復にはつながりません。しか
し，どのような治療があり，どのくらい改善が見込めるのか，どのくらいの時
間が残されているのか，痛みなどの症状にいかに対応できるのかなどについ
て，じっくりと説明を加えていけば，それは自分の状態を正確に「理解」す

表9　コントロール感の回復のために

1. 病的状態の成り立ちや経過を患者さんに納得のいく形で説明する。
2. その説明に沿って，なんらかの手段（薬物治療，その他の手法，短時間であれば「待つ」でもよい）による症状への対処法をアレンジする。
3. その対処法によって，少しでも症状の改善が認められることを実感してもらう。

ることにつながり、コントロール感の回復の大きな助けになっていくのです。

治療の基本的な方向性

　心理社会的因子の関与が強いと考えられる病態において、はじめから「こころの問題」ということを強調しすぎても、あまりよい結果は得られません。それは、こころの問題という理解に基づいて対応策を考えても、なかなか実感できる効果が現れないことが多く、心身医学的治療の基本である不安の軽減とコントロール感の回復にはあまり役立たないからです。それよりも、身体症状がある場合には、身体の異常を客観的に示し、症状発現の生理学的機序をわかりやすく説明したうえで、対症療法薬の使用、生活改善、環境調整、リラクセーションなどによる対応策を提案して症状を調整するほうが、コントロール感の回復にはよほど効果があります。症状が少しでも軽くなれば、症状に伴う不快感も軽減できますから、その面でも効果的です。こころの問題はまったく扱わないわけではなく、コントロール感が回復し、こころに余裕が生まれてきてから取り扱うようにします。

　このことは、精神／行動症状に対する心理療法においても同様です。心理社会的な問題への対応で重要なことは、たとえば不登校であれば、その原因がなにかより、どのように社会参加を進めていくかということになります。原因と考えられる心理社会的因子については、現在のつらい状況をしのいだのち、患者さん自身が生活のなかで徐々に解決していく（さらにいえば、解決しなくてもよい、解決しなくても生きていける）ことであって、かならずしも心理治療のなかで解決していかなければならないテーマではありません。これは身体症状の場合の「対症的治療を行いながら自然治癒力を高める」ことと実はなにも変わらないのです。

❖ 治療の進め方

進め方の原則

　心身症は多因子性疾患であり、病態の形成にはさまざまな因子が関わっています。それらを改善させるために、どの因子（問題）から取り扱っていくかには、一定のルールがあります。はじめに、患者さんが意識している問題、

受け入れやすい問題（多くの場合は身体症状）について対応します。それで症状が改善すれば，治療はいったん終了してもよいでしょう。身近な問題の解決によって，患者さんが元気に日常生活を送れるようになれば，隠れた問題があったとしても，それを自ら乗り越えていくことができるからです。治療経過のなかで，患者さん自身が別の問題（多くは発症に関わる心理社会的因子）の存在に気づいたときには，その問題について話を進めます。これは，同じことを繰り返さないために有効な対応です。症状の再発を繰り返す患者さんには，医師のほうから心理社会的因子について触れてみることにします。患者さんとの信頼関係が形成されていれば，話は展開していくはずです。患者さんの訴えが当初から心理社会的な問題であったとしても，身体症状を合併している場合には，その身体症状を同時に扱っていくのが賢明です。身体症状の軽減は，患者さんの心理的安定度を高め，心理社会的問題に立ち向かうエネルギーを与えてくれるからです。

治療の主役を意識する

　病気の治療において忘れてはならないのは，本来「病気は患者さん自らが治す」ということです。医師は，患者さんの病気を「治してあげる」のではなく，患者さん自身が病気を治そうとするのを「支援する」立場でなければなりません。病気に翻弄され，どうしたらいいのかわからなくなっている患者さんに対して，はじめは生活「指導」を行い，薬を処方して「与え」ますが，次の段階としては，どうすればいいのかを「一緒に」考え，少しずつ患者さん自身が「自分で乗り越えていける」ように誘導していくことが大切です。

治療の大まかな流れ（図 10）

❶ 第 1 相（診たてと初期判断）

　第 1 相は，初診時あるいはその後数回の面接にあたります。その間に，主訴，既往歴，家族歴，生育歴，現在の学校・生活環境（社会的環境），診察所見，必要な検査所見など，患者さんについての基本的情報を収集し，身体的因子の関与，心理社会的因子の関与，症状に伴う不安の作用について整理したうえで，患者さんが現在の状態に至る経過を「ストーリー」として組み

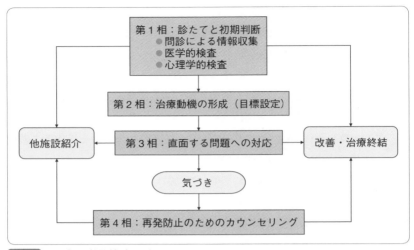

図 10 心身医学的治療の流れ

立てます。この作業は「診たて」といい，患者さんが抱える困難を治療者が
理解するために重要な過程です。しかし，ここで組み立てたストーリーは治
療者の経験や考え方に左右され，客観性が担保されるものではありません。
あくまで「治療者自身が」患者さんを理解するためのものであり，「本当か
嘘かはわからない」という謙虚さを持っておくことが大切です。実際の治療
においては，初期の診たてが経過中に修正されることも多いため，はじめに
考えたストーリーに引きずられすぎないよう注意しておきます。

　初期判断として必要なのは，①生命に対して緊急性のある身体疾患の有無，
②発達特性の有無や程度，③統合失調症や強い希死念慮など精神科医療の必
要性，④虐待の存在や経済的問題など福祉的支援の必要性であり，そのうえ
で実際に自分が診ていくかどうかを決定します。ここで自分の手に負えない
と判断した場合には，他施設へ紹介することになりますし，継続的治療の必
要はないと判断すれば，当面の対応策などを助言したうえで終了とします。
自らが治療を進めていく場合には第 2 相に移行します。

❷ 第 2 相（治療動機の形成）

　第 2 相は治療動機の形成段階です。目的を持って受診する患者さんには不
要な段階ですが，患者さんが問題点を意識していない場合には，それを意識

化し「治療していこう」という動機を形成していく作業が必要です。たとえば，健康診断で高血糖を指摘され受診したときには，検査によって患者さんに糖尿病としての状態を的確に示して理解させ，治療しなければならないことを説明する必要があります。また，不登校で無理やり連れて来られた子どもや，親は問題意識を持っていても子どもがそれを理解できていない場合などは，治療の目的を明確化したり，「受診すると気分がよくなる」と思わせたりする努力が必要です。

　子どもが「自分は病気じゃない」といって受診を拒否するとき，子どもはまだ自分の現状を受け入れられない混乱状態にあるといえます。気持ちを整理して話したり，自分の問題として誰かに相談したりすることなど，とてもできないと感じているわけです。そんな子どもに「これはこころの問題だ」と説明しても，「そんなことはわかっている」と拒否感を増幅させてしまうだけです。それよりも，まずは子ども自身が取り組みやすい問題，すなわち「身体症状の軽減」や「生活リズムの是正」に目を向けさせたほうがよいでしょう。ただし，説明のなかで「身体の問題」という意味づけを「しすぎる」のは問題です。心身症は多因子性疾患であり，その病態にはこころと身体の双方が関わっています。原因として身体面だけを強調しすぎるのは，こころの関与への気づきを阻害し，治療の進展を遅らせてしまいます。微細な検査値の異常を唯一の原因のように説明したり，コンセンサスの得られていない疾患に結びつけ，効果が明らかでない治療（高額なサプリメントなど）をすすめたりするのは厳に慎まなければなりません。

　なお，年少児であれば，問題意識を持つこと自体が不可能であり，「なんとなく来て楽しい」という思いを持たせて受診を継続させることが改善につながります。

❸ 第3相（直面する問題への対応）

　第3相は，直面する具体的な問題（たとえば身体症状）に対応する段階です。もっと本質的な問題が別にあると考えられる場合でも，現在，直面している具体的な問題（困難）があれば，それにとらわれて本質的な問題に目を向けることができません。また，目の前にある問題に対して積極的に立ち向かわせることで，患者さんの意欲を引き出したり，症状の背景にある別の問題に気づかせたりするきっかけを作ることにもなります。そういう点で，こ

の段階は重要な意味を持ちます。

　患者さんが別の問題に気づく（視点が変化する）のは，直面する問題に立ち向かい，せっかく改善してきたのに，また増悪に転じたり，どうしても生活がうまく回らなかったりするときに起こります。たとえば「お腹が痛いから学校に行けない」と訴える子どもに対して「まずは腹痛を治そう」という動機づけをして治療を始めたとします。試行錯誤の末，腹痛は軽減してきたのに，やっぱり学校には行けない，そのときになって「どうして学校に行けないのだろう」と訊くと，はじめて「学校に行けないのは，お腹の問題だけではなく，友だちとうまくいかないことが自分のなかで気になっているのかもしれない」という，症状の背景にある問題が顕在化してくるのです。このような変化は，医師が患者さんの訴えにきちんと対応し，医師－患者間の信頼関係が形成されてきたという前提があるからこそ起こり得るものです。

　問題が改善して社会生活が送れるようになったとき，患者さんが治療を終了したいと申し出れば，いったん終了としてもよいでしょう。症状の背景にもっと本質的な別の問題があったとしても，それを解決したいと思うかどうかは患者さんの意思であり，最終的に決めるのは患者さん自身だからです。治療者が関与しなくても，患者さんが元気になれば自分で解決できる場合もありますし，解決しなければならない時期は，今ではなく10年後かもしれません。

　なお，直面する具体的な問題が身体症状の場合，その症状を完全に消失させることをめざすのは避けます。慢性に経過する身体症状はなかなか消失しないものですし，消失させることに医師側がこだわると，患者さんの視点も身体症状から離れられなくなってしまいます。目標は「とりあえず社会生活が送れる程度まで症状を軽減し，ひどいときにはそれなりにコントロールできるようにする」ことです。症状は消失させるのではなく，症状を持ちながらも生活できるよう，症状がある自分と折り合いをつけてもらう（症状がある自分を受け入れてもらう）ようにします。直面する具体的な問題（症状）に対応するのは，症状を消失させるためではなく，問題（症状）への対応を通じて医師－患者間の信頼関係を形成するためだという意識を忘れないことが大切です。

 JCOPY 88002-877

❹ 第 4 相（再発防止のためのカウンセリング）

　第 4 相は，直面する具体的な問題の背後に隠れた心理社会的問題（育ちの過程におけるさまざまな問題，現在の家庭や学校での問題）や，今後の生き方（将来の目標や，理想の自分と現実の自分との折り合いをどうつけていくか）について話し合う段階です。この段階は，いわば「再発防止のためのカウンセリング」にあたり，治療者の役割が，患者さんの現在の問題解決だけでなく，以前から抱えていた心理社会的問題や，これからの生活における支援など，過去から未来に広がることを示します。この段階は，患者さんによって必要な場合とそうでない場合があり，とくに医療の現場では，現在直面する問題が解決して元気が回復すると，自ら自分の問題を乗り越えていけるようになることも多いので，かならずしもこの段階に至らなければならないというわけではありません。

❖ 診療の枠組み

治療の「枠」の大切さ

　心身症の治療においては，どうしても患者さんの「こころ」に触れなければならないときがあります。こころは患者さんのデリケートな部分であり，本当は触れられたくないものであるはずです。だからこそ，治療のはじめは身体の問題と症状の存在に伴う不安から扱い，状態が少しずつ改善して，こころに余裕ができてから発症に関わる心理社会的因子にも触れていくわけです。初診時から自分の胸の内を語り始めるのは，その人が強い不安定さを持ち，治療者に依存したがっているからだと考える必要があります。つらいときに誰かに助けを求めるのは大切ですが，盲目的な依存はむしろ改善の妨げになるため，治療する側は，適度に頼ってもらいながらも依存されすぎないように気をつけておかなければなりません。こころの問題が関係するとき，治療者が「この患者さんのためにはなんでもする」などと考えてしまうのは，むしろ「共依存」に陥っており危険です。こころに触れるのにはそれくらい注意が必要だということで，そのような危険を防ぐためにも，治療の「枠」というものを意識しておかなければなりません。治療の枠としては，治療の「場所」と「時間」があります。

診療場所

　安心して話をしてもらえることが大切ですから，診察室は，できるだけ静かで，話が筒抜けにはならないような場所にします。とはいえ，密室性が高いのもよくないので，容易に出入りができるようにしておくのがよいでしょう。問題なのは，診察室（病院，クリニック）以外の場所（喫茶店など）で会って相談に乗ることで，依頼されても厳に慎みます。

　電話での相談にも注意が必要です。仕事場にかかってくる電話での相談をすべて拒否することはできませんが，返事は手短に済ませ，詳しくは次回受診時に再度相談するよう誘導します。もちろん，他の患者さんの診察中に割り込む電話に出る必要はありません。受付などで相談内容を聞いておいてもらい，空き時間を伝え，かけなおしてもらうようにします。個人の携帯電話番号やメールアドレスなどは決して教えてはいけません。

診療時間

❶ 受診は予約制で

　受診を予約制にして一定の間隔で行うことは，患者さんに「自分で考え，調子が悪くても一定期間耐える」経験を積んでもらうために重要な意味があります。調子が悪くなるたびに受診して医師にどうすればいいのか相談していても，医師に対する依存が強まるだけで，患者さんの成長にはつながりません。医師は「患者さんのために」と思い，優しさから「調子が悪かったらいつでも来なさい」というのですが，その対応は，少なくとも心身医学領域では患者さんのためにはならないことを理解しておかなければなりません。とくに患者さんが子どもの場合，相談してくるのは家族ですが，子どもの治療においては「家族に治療の一翼を担ってもらう」ことが大切であり，家族の成長のためにも「予約日まで耐える意味」を理解してもらうことが必要です。もちろん，初診からしばらくは１週間に１回の受診とし，安定してきたら２週間に１回，１ヵ月に１回と間隔をあけていきます。まだ不安定な時期，しばしば「先生と話して数日はいいのですが，また不安になってしまいます。次の受診までが長かったです」という話が聞かれますが，だからこそ一定間隔での定期的な受診が必要になるのです。そのときには「よく頑張りました

ね，つらいときにすぐ相談するのではなく，次までがまんすることが改善に
つながるんですよ」と待てたことをねぎらい，待つ大切さを説明します。そ
のような対応を繰り返すうちに，自然と受診の間隔は広がっていきます。患
者さんがいつまでも短い間隔で受診したがる（つまり依存される）のを医師
が喜んではいけません。その場合は，患者さん（子どもの場合には家族）が
パーソナリティの問題を抱えていると考えたほうがよいでしょう。待てない
のは，自己肯定感が育っていないことの表れでもあるのです。

❷ 診察に要する時間

　しっかり話を聴くためには一定の時間が必要です。一般的には初診1時間，
再診で 15 〜 30 分程度でしょう。時間が長くなりすぎると，話すほうも聴く
ほうも疲れ，まとまりがつかなくなります。診察時間が1時間を超えるのは
避け，長くなりそうなときにはいったん区切って次回の受診に回すようにし
ます。

　子どもの診療においては，子どもと家族双方の話を聴かなければなりま
せんから，成人が単独で受診する場合に比べると，どうしても時間が長くなっ
てしまいます。幼児の診療で子どもと家族を分離することはほとんどありま
せんが，10 歳以上になり，1人で話ができる子どもとは，できるだけ個別で
の時間をとるようにします。子どもと家族の診察に割く時間の割合は，小学
生で3：7，中学生で5：5，高校生で7：3程度と考えればよいでしょう。

診察料

　診療はあくまでも仕事であり，ボランティアではありません。診療に対し
て適正な対価を支払ってもらうのは，患者さんとの距離感を保つためにも大
切で，保険診療における診療報酬としても認められています。「話をしてい
るだけだから」ではなく，それ自体に大きな意味があるのです。小児科，心
療内科の標榜であれば，小児特定疾患カウンセリング料あるいは心身医学療
法が請求でき，精神科の標榜であれば，通院精神療法が請求できます。知能・
発達検査，心理検査にも診療報酬が認められているものがあります。なお，
保険点数や算定条件は診療報酬改定において常に変わりますので，よく確か
めて適正に請求します。

具体的な診療手順

4

chapter

∴ 情報収集

主訴をどうとらえるか

　子どもの診療においては，主訴（問題点）の時点から，子ども自身の訴えと，家族が感じる問題点，学校での問題点が違うことが多いのが特徴です。そのため，子どもからだけではなく，かならず家族にも「なにを問題と感じているか」を聴取します。子どもは「なにも困っていることはない」ということも多いので，そのときには「なるほど，じゃあ親から無理やり連れてこられてきたんだ」と返し，家族に対して「家族が困っていることはなんですか」と尋ねます。そのうえで，家族が語る内容について「あなたはどう思う？」と子どもに再度問いかけてみるとよいでしょう。「ここは病院だから，あなたが困っていることで，病院としてできることは援助するよ」と加えるのも効果的です。

　学校の先生からすすめられて受診した場合は，家庭内ではそれほど問題を感じていなくても，学校など集団生活の場で困難を抱えていることがあります。家族が「どうして病院に行かなければならないのかわからない」といっても，一度学校の先生から話を聞く機会を設けたほうがよいでしょう。ただし，学校の先生と話をするときには，かならず事前に家族の承諾を得ておくようにします。

症状の経過を聞く

　情報収集の基本は問診，すなわち「話を聴く」ことで，その基本になるのが「傾聴」といわれるものです。まず，しばらくは「否定せず，遮らずに聴いて」みます。患者さんによっては「どう話してよいかわからない」といわれることもありますが，そのときには「時間の流れは前後してもよいので，話しやすいところから話してください。こちらで整理しますから大丈夫ですよ」と伝えます。そうやって聞いた話を整理して「○○ということなんですね」と返すのです。健康度が高い患者さんであれば，そうやって話すこと自体が自分自身の頭の整理になり，整理ができることで自然に落ち着いていきます。

JCOPY 88002-877

ペースを合わせる，ペースで誘導する

　話のスピードは患者さんによって大きく異なります。ゆっくり，とつとつと話す人もいれば，早口でまくしたてる人もいます。相手に気持ちよく話をしてもらい，話を進めていくためには，相手のペースに合わせて（ゆっくりの人にはゆっくりと，早口の人にはテンポよく）相槌を打つようにするとよいでしょう。逆に，話を終わらせたいときには，相手のペースをかき乱します。ゆっくりすぎる場合には，話の間にこちらから口を挟んで話を遮る，早すぎる場合には，あえてゆっくりとした口調で返答すると，話を区切りやすくなります。一定の時間傾聴するのは大切ですが，診療時間は限られており，聞き逃してはならない情報もあるわけですから，あくまでその場（時間）を支配しているのは「こちら」であるという意識を持ち，相手のペースをうまくつかんでリードしていくことが大切です。

子どもの全体像をとらえる

　子どもの全体像をとらえるために，性格，趣味，習いごと，友だちの多さ，学業成績などについて詳しく聴取します。また，生育歴についても，乳幼児期にひどく手がかかり育てにくいと感じることがなかったか，保育所・幼稚園などの集団生活にスムーズに溶け込んだか，先生から特別な指摘を受けたことがなかったか，入学後の様子などを項目別に詳しく聴いていきます。これらは，子どもの発達特性を知るためにも必要な手順です。日常診療では，これらの項目はルーティンワークとして聴取の手順を決めておけばよいでしょう（表10）。

家族構成と家庭の状況を知る

　子どもが日々生活している家庭の状況を把握するため，家族構成や家族の年齢，職業，既往歴などを聴取しておくことは大切です。これらの情報は問診票として事前に記入してもらうこともできます。経済状況を知るためには，生活保護世帯ではないかなどの情報も有用です。家庭の状況は，診察室に入室してきたときの身なりや臭い（強いたばこ臭，異臭など），態度（変におどおどしていないか，横柄ではないかなど）にも表れるので，十分に気を配っ

表10 聴取しておきたい事項

1. 基礎情報
   (1) 氏名 / 性別 / 生年月日 / 学校（学年）/ 身長 / 体重
   (2) 情報提供者：子ども・母親・父親・その他（　　　　　）
   (3) 紹介先：なし・医療機関・学校・カウンセラー・その他（　　　　）
   (4) 紹介状：あり / なし
2. 現病歴
   (1) いま，いちばん困っていること：子ども / 家族 / 学校
   (2) その始まり：いつ頃から / きっかけ
   (3) これまでの受診（相談）歴
   (4) おおまかな経過
3. 子どもの現況
   (1) 既往歴：これまでにかかった大きな病気 / 慢性にある疾患
   (2) 性格：明るい / おとなしい / 神経質 / こだわりがある / 不安が強い
   (3) 好きな遊び / 趣味など
   (4) 友だち：多い / ふつう / 少ない
   (5) 学業成績：良い / ふつう / 悪い / 非常に悪い
   (6) 先生からの評価：良い子 / ふつう / 目立たない子 / 問題のある子
   (7) 習いごと / クラブ活動：過去にしていたもの / 現在しているもの
4. 生育歴
   (1) 出生前後の状況：妊娠中の問題 / 分娩中の問題 / 出生体重 / 妊娠週数
   (2) 発達過程全般の問題：言葉の遅れ / 多動の有無 / 視線の合いにくさ /
       感覚過敏 / 不器用さ
   (3) 乳児期〜保育所・幼稚園前：手がかかったか / 近くに子どもが多かったか
   (4) 保育所・幼稚園時代 ┐ 行き渋りの有無 / 行事への参加 / 成績 /
   (5) 小学校時代 　　　　│ 先生からの指摘 / 友だち関係
   (6) 中学校時代 　　　　┘
   (7) それ以後
5. 家族について
   (1) 家族構成
       父（　　歳）職業 / 特記事項
       母（　　歳）職業 / 特記事項
       同胞の有無 / 年齢（学年）など
       祖父母の同居の有無，その他
   (2) 家族のもつ病気
   (3) 家族の関係 / 問題点

ておきます。また，家族関係は診察室内での座り方や声のかけ合い方にも表れます。正確なことはわからないにしても，家族全体の雰囲気を感じ取るようにします。家族との会話を通じて，家族が持つ発達特性に気づく場合もあります。

家族の問題を感じ取る

　家庭の状況は子どもの心理的安定度を決定する重要な因子です。しかし，

どのような家庭だからよくて，どんな家庭だからダメだという判断は簡単にできるものではありません。明らかな虐待やネグレクトがあれば，子どもが安定するわけがありませんし，児童相談所への通告が必要ですが，そのような明らかなものは現実の医療の場面ではそれほど多くなく「この状況はよいとはいえないが，親もそれなりに頑張っているし，分離が必要なほどでもない」というものがほとんどです。そのような場合には，家族との関係性を保ちながら（関係が切れないようにしながら），継続的に助言と支援を続け，ときに応じて厳しく指導する対応が必要になります。

　家庭の状況には，親の問題もさることながら，親の育ちの過程，嫁姑の問題，子どもの素因，地域社会の性質など，多くの因子が関わります。ですから単純に「親の育て方が悪い」式の評価をすることは禁物です。ただし，ときに「自分の子育ては間違っていない」と自信たっぷりの家族が受診することもあります。そのような場合には，折を見て「本当に間違っていないのか」という振り返りをうながすことも必要です。過度の自信やかたくなさは，子どもに対してもあまりよい影響を与えない可能性があるからです。また，はじめから治療者に対して打ち解けすぎるのも要注意です。無批判に絶対の信頼を寄せ，極端に依存してくるのは，家族にパーソナリティの問題が隠れていることを疑わせます。それに気づかず依存させていると，治療者が振り回された挙げ句，治療関係を切られてしまいます。

子どもと家族を分けて話す

　思春期の子どもは，家族と同席のときには拒否的な態度をとっていても，家族が退席すると別人のように話し始めることがあります。そのため，子どもと家族同席で話を聞いたあと，「子どもさんだけから話を聞いてみたいので」と伝えて，家族の退席をうながしてみるようにします。多くの家族は「先生にしっかり話しなさいよ」といって退席してくれますが，ときに分離に抵抗される場合があり，そのときには，子どもと家族のどちらか（あるいは双方）の不安が強いことが推測されます。子どもの不安が強いときには，無理に分離しないようにしますが，家族の不安が強い場合には，再度依頼してみるようにします。

　もちろん，分離してもあまり話してくれない子どもは，まだ話す準備がで

きていないということですので，分離したからといって，無理に話をさせる必要はありません。そもそも初回からあまりにも警戒心なくなんでも話すのは，対人関係に不安定さを抱えている証拠です。受診を継続するなかで徐々に信頼関係が形成され，いろんな話が聞かれるようになるのが通常の反応であると考えたほうがよいでしょう。

初期判断

医学的検査の進め方（治療を要する身体疾患の鑑別）

　内科的知識を十分にもって，治療を要する身体疾患を的確に鑑別することは大切です。見逃してはならないのは，①生命に直結する疾患（悪性腫瘍など）と，②特異的な治療法が確立している疾患です。とくに心理的な不安定さがある場合，内分泌疾患（甲状腺機能亢進症など）が隠れていることがあるので，診察や血液検査での確認を怠らないようにします。一方で，身体疾患の鑑別にこだわりすぎるのは大きな問題です。常に器質的疾患が存在する可能性を頭に置いておくことは必要ですが，はじめからすべての検査を施行してしまおうとする姿勢はよくありません。侵襲の強い検査は子どものこころと身体に大きな負担となり，信頼関係の形成にもマイナスに作用します。また，小さな検査値の異常にこだわって次々と検査を重ねていくのも，往々にして道を誤らせ，子どもを傷つけることにつながります。本当に必要な検査を，侵襲の少ないものから十分な説明を行ったうえで行っていくことが大切です。もし，徹底的に検査をして，通常は誰も知らないような疾患が見つかったとしても，そのような疾患は往々にして治療法が確立していません。それに，慢性に経過した現在の病態は，すでに身体面の治療だけを行って改善するようなものではないからです。テレビなどでよく紹介される「あちこちの病院を回っても原因が見つからず，やっと○○先生のところで××という病気が見つかって治療をしたら，これまでの症状が嘘のようになくなった」などというのは，まずあり得ないことだと考えてよいでしょう。臨床的には「これは器質的疾患ではないな」と感じる眼を養い，その眼を持ったうえで，器質的疾患の可能性も否定せずに見守るという姿勢（距離感）がもっとも適切です。

JCOPY 88002-877

精神科医療の必要性の判断

❶ 統合失調症

　心療内科の外来に来る子どものなかで，問題となるのは統合失調症です。思春期は統合失調症の好発時期でもあり，はじめは別の主訴で受診していた子どもが，途中で統合失調症を発症する場合もあります。統合失調症であれば精神科での薬物治療が必須であり，かつ治療開始が遅れると予後に影響することから，見逃さないための注意が必要です。子どもの統合失調症の特徴としては，幻聴よりも幻視の訴えが多い，幻聴はあっても内容が不鮮明，強迫症状を呈しやすいなどがあります。また，発症年齢が低ければ低いほど予後不良であるといわれています。

　明らかな幻覚・幻聴（「いつも誰かが自分を見張っている」「そこに隠しカメラがある」「自分を責める声が聞こえる」など）があれば統合失調症を疑うことは容易ですが，思春期の子どもは微妙な表現をすることがあり，診断に悩む場面にしばしば出会います。たとえばよく耳にする「自分のなかにもう１人の自分がいて，よく２人で喧嘩をしている」などという表現ですが，これは妄想や多重人格なのではなく「自分のなかに異なる感情や価値観が混在していて，自分でもどうしてよいのかわからない」という内容の，その子なりの表現であることが多いものです。また，よくあるのが「霊が見える」という訴えです。霊の存在を感じる人は多く，それだけで統合失調症だと考える必要はありません。霊が見えるという話を聞いたときには，否定せず「霊感が強いんだね」と返しておきます。

❷ 初期統合失調症と ARMS

　明らかな統合失調症でなくても，その前段階（初期統合失調症）といわれる病態が子どもではしばしばみられます。これは，①いつも誰かに見られているような気がするため，なんとなく落ち着かず視線が泳ぐ，②自然にいろんな考えが頭のなかに浮かんできてまとまらない，③自分が考えていることが周囲の人に伝わっていくような気がする，④音や光などの感覚に敏感になる（以前より明らかに敏感さが増した），などの症状を示します。子どもが「なにかおかしい」と感じている（病識がある）ところが明らかな統合失調症とは異なるところです。なお，精神科領域では近年，ARMS（at-risk mental

表11 ARMS (at-risk mental state)

1. 統合失調症様の症状が短時間生じることがある。
2. ごく軽度の統合失調症様症状が一定期間続いている。
3. 近親者に統合失調症や感情障害の患者が存在し，この1年間に不登校傾向や意欲低下が生じている。

state) といわれる病態（表11）が注目されており，早期介入の必要性が検討されています。初期統合失調症やARMSがかならずしも統合失調症に進行するわけではありませんが（進行するのは10～40%），精神的に不安定で壊れやすい状態であるのは確かですから，家族にもそのことを伝え，ストレスをかけすぎないように注意することが大切です。そして，不安定さが増し，子ども自身が苦しむときには，躊躇なく精神科医に相談するようにします。

❸ 精神科医療の特徴と紹介が必要な病態

精神科医療の特徴は，向精神薬の使用に長けていること，医療保護入院が可能であること，保護室や閉鎖病棟という，より強固な治療の枠組みがあることです。統合失調症以外にも，非常に強い不安や抑うつ，強迫症状などがあり，子どもと家族が混乱しているとき，強い希死念慮と自死につながる危険性が高い自傷行為（大量服薬，毒物の摂取，高所からの飛び降りなど）がみられる場合には，精神科への紹介が必要です。

発達特性

❶ 神経発達症（発達障害）とは

子どもの発達過程のなかで，一部の能力の伸びに滞りがあり，能力のアンバランスが生じるためにさまざまな問題を引き起こすものを神経発達症（発達障害）といい，その存在を知ることが，子どもの状態の理解と対応を考える際に大きく役立ちます。神経発達症を理解しやすくするためには，人の能力を表12の3点に分けて考えるとよいでしょう。そして，それぞれの能力のどれが中心に落ち込んでいるかでタイプが分けられます（図11）。

子どもの状態を見て，極端に学業成績や話の理解が悪い場合には知的発達症（知的障害）を，落ち着きのなさや不注意が目立つ場合には注意欠如・多動症（attention-deficit/hyperactivity disorder：ADHD）を，社会性の悪さ（自

表12　人の能力を分けて考える

1. 知的能力：記憶力，論理的思考力，判断力など
2. 共感性：相手の表情や動作から相手の感情の動きを推し量る能力
3. 自己制御力：自分の感情の動きや欲求をコントロールする能力

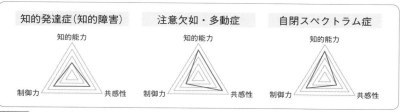

図11　神経発達症のタイプ

分の世界をかたくなに守り，周囲にあわせようとしない，場の雰囲気が読めないような言動が多い）が目立つ場合には，自閉スペクトラム症（autism spectrum disorder：ASD）を疑います。しかし，これらの神経発達症は，それぞれが別個の疾患ではなく，脳の障害の場所やレベルによって少しずつ重なり合って生じるものだと考えたほうがよいでしょう。また，神経発達症と健常発達との線引きは難しく，診断には慎重さを要します。実際の場面では，このような傾向によって子ども自身やその周囲の人たちが大きな困難を抱えている場合には，診断とそれに基づく説明が必要ですが，その人なりに社会適応している状況で，神経発達症というレッテルだけを貼ることにはなんの意味もありません。あくまでこれらは発達上の「特性」であって，それによって社会適応上の障害が明らかに生じている場合に神経発達「症」と診断されるのです。

❷ 知的発達症（知的障害）と限局性学習症（発達性学習症，学習障害）

　論理的に考える力や記憶力など，学習に関わる能力を中心に，脳の全体的な働きが低下しているものを知的発達症（知的障害）といいます。診断は知能検査の結果を参考にし，おおむね知能指数が70を下回るものを軽度，50を下回るものを中度の障害といいますが，軽度障害の場合，学習には困難が生じるものの，通常の日常生活自体にはそれほど影響がありません。中度〜重度障害になると，乳幼児期から健診等で異常を指摘され，就学に際しても

特別支援学級をすすめられることが多いようです。軽度障害の学習困難は小学校高学年になり，学習内容が高度化する頃から顕在化することが多く，不登校の要因になることもしばしばあります。「これまでは普通だと思っていた」という意識が子どもにも家族にもあり，障害の受容には苦悩を伴います。軽度障害だから影響も軽いというわけではないのです。

限局性学習症（発達性学習症，学習障害）は，脳の全体の機能は悪くないものの，学習に関わる一部の機能に問題があるものです。ディスレクシア（読み書き障害）などが知られており，よく頭も回って賢そうなのに，音読が極端に苦手だったり，漢字が覚えられなかったり，字が非常に汚かったりします。また，ディスレクシアは英語圏に多いこともあり，日本でも英語学習が始まってから顕在化する場合があります。

なお，学校での学業成績と知能検査の値はかならずしも相関しません。知的に境界域であっても，こつこつと学習するタイプの子どもは比較的良好な成績をおさめますが，集中力と根気が不足し学習の習慣が身についていない子どもは，知能が高くても学業成績は不良です。また「人生の幸福度と知能指数は関係しない」といわれており，とくに知能指数が高い人は，平均的な人からすれば少数派であり，「ずれている」「変わった人」と思われてしまいます。

❸ 注意欠如・多動症

多動性・衝動性と不注意を特徴とする発達特性で，多動性・衝動性，不注意のいずれも「調整力が弱い（コントロールが悪い）」と考えれば理解しやすい病態です。「動きたい」という欲求を調整できないために，落ち着きがなく衝動的に行動し，注意力をうまく振り分けられないために，集中しなければならないときに集中できなかったり，なにかを始めたら過度に集中してしまったりします。症状としては，年少児では多動性・衝動性が，年長になると不注意が目立ちますが，たとえば3歳児で落ち着いていたらむしろ変であり，明らかに年齢相応でなく，社会適応上問題を生じているというのが診断の要件となります。小学校に入学してから指摘されるのが多いのは，授業をおとなしく座って聞くことが要求されるようになるからで，身体が成長して自由度が増す（動きがダイナミックになる）ということも関連しています。

注意欠如・多動症には，メチルフェニデート徐放錠，アトモキセチン，グ

JCOPY 88002-877

アンファシン，リスデキサンフェタミンといった薬物による治療手段があるため，学校で落ち着かなかったり，トラブルが多かったりする子どもが，学校の先生から「薬をもらってきなさい」といわれて受診することがあります。薬物治療は必要な子どもには有効ですが，まず薬物ありきではありませんし，そのために過剰診断になっているきらいもあります。成長を見守るうちに落ち着いていく場合も多く，とくに虐待が関係している子どもでは，家庭から分離して施設入所すると，嘘のように薬物が必要でなくなる場合もあります。薬物治療を始める前に，もっと環境の作用について検討し，積極的に調整をする必要があるということです。もちろん，環境調整が難しいケースでは，まず薬物治療を行うことが事態の打開につながります。

❹ 自閉スペクトラム症

　社会的コミュニケーションに困難があり，周囲と円滑に関わったり仲間づくりをしたりすることが苦手で，かつ興味の偏りや一定の手順・習慣への固執，新規場面への慣れにくさ，感覚調整障害（感覚過敏）などの「こだわり」を強く示す発達特性です。世の中には，これらの特性を色濃く持つ人と薄く持つ人が幅広く存在することから，言葉がほとんど出ず，社会的コミュニケーションが困難で，常同行動を繰り返す古典的な自閉症を中心として，その特性が徐々に薄まる周辺域（自閉症と似たようなパターンを示すが程度が軽いもの）までを包含する概念として「スペクトラム」と表現されています。もちろん，実際に自閉スペクトラム症と診断されるのは，これらの特性によって社会適応上の困難を抱えている場合ですが，運用によっては，内向的で人づきあいの苦手な子ども（そういう子どもは不安も強いので，たいてい新規場面には慣れにくく，過敏さを持っている場合もある）が不登校傾向で受診すれば，このような診断名をつけられてしまう可能性もあります。しかし，自閉スペクトラム症の本質は，非言語的情報（表情や仕草，声のトーンなど）を総合的にとらえて相手の状態を把握する力の弱さ（読み取りの悪さ）であり，同時にさまざまなことを考え，相反する感情を抱くこともあるという，人のこころの多層性や曖昧さに対する理解のしづらさです。そのため，相手の状態がまったくわからずに戸惑ったり，逆に「自分が感じるように相手も感じているはずだ」と思い込んだりするのです。自閉スペクトラム症でも知的に高い子どもは，情報を総合的にとらえることは苦手でも，これまでの経

験にあてはめながらコンピュータが逐一データを処理していくように相手を理解していけるようになります。処理の経路は違っても，適切な判断ができるようになるわけです。ただし，そのとき，こころの多層性を十分に理解していないと「相手の考えがすべてわかる」というような錯覚に陥ってしまいます。

　自閉スペクトラム症の子どもは，社会的コミュニケーションの苦手さから，周囲と関わるのを避け，孤立を好むようになると考えられがちですが，そのようなタイプ（孤立型）だけではなく，友だちはほしいが適切な距離感がつかめないため，ベタベタ寄りすぎて気味悪がられてしまうタイプ（積極奇異型）や，周囲に言われるがまま動いてしまうタイプ（受動型）の子どももいます。いずれにせよ，決して「友だちなんかいらない」と思っているわけではなく，「ほしいけれどもうまくいかない」という葛藤を抱えていると考えなければなりません。それは，思春期の子どもにとってはとてもつらいことです。

❺ 神経発達症と問題行動

　注意欠如・多動症だけでなく，自閉スペクトラム症も衝動コントロールの悪さを伴います。それが，幼児期は癇癪として，学童期以降は暴力や暴言などの衝動的な行動，「したくないことはしない」という極端なかたくなさ，ゲームやスマホへの過度の依存などとして現れます。また，盗癖や抜毛などとして現れる場合もあります。これらに発達特性としての衝動コントロールの悪さが関係していることは確かですが，どういう形で表現されるかは，発達特性とはまた異なる個人の性質や，環境因子が大きく関係しています。そのため「注意欠如・多動症の子どもはすぐ興奮して暴力を振るうから危険だ」「自閉スペクトラム症の子どもは人の気持ちがわからないから，相手の苦しみをわからずに平気で人を殺してしまう」式の，さまざまな問題行動を発達特性だけに起因するような考え方には問題があります。とくに嗜癖・依存や猟奇的行動（動物虐待など）については，発達特性以外の部分の関わりが大きく，発達特性を原因と考えて注意欠如・多動症治療薬や自閉スペクトラム症の易刺激性を緩和する薬物（リスペリドン，アリピプラゾール）を使用しても，問題行動は消失しません。発達特性の有無・濃淡を理解することは，子どもの状態把握にとって有用ですが，それだけにこだわりすぎず，あくまで子ど

ものこころの状態を構成する「1つの因子」であると意識しておくことが大切です。

❻ 発達特性はどのように変化していくか

　学習についていけなかったり，友だち関係がうまくいかなかったりと，発達特性は成功体験を不足させる要因となり，自己肯定感の形成を阻害します。そのため，発達特性を持つ子どもが心理的に不安定になる確率は，健常発達の子どもより高いといえます。しかし，自己肯定感を高めるための方法は，発達特性を持つ／持たないにかかわらず同じであり，「子どもの状態をきちんと把握し，適切な目標設定を行い，達成できたことを認めていく」ことの繰り返しです。適切な状態理解と目標設定のために「神経発達症」という診断が必要であれば診断を告げればよいのですが，必要でなければ「状態をきちんと把握しておく」にとどめるようにするのが適切です。子どもが発達していく過程で，その一部分に滞りが生じるのはしばしばあることで，そのような状態は「発達凸凹（でこぼこ）」と表現されます。発達の滞りは，将来にわたって続くものもあれば，成長の過程でキャッチアップするものもあります。個人の特性としての大枠は変わらないとしても，程度が軽くなったり他の機能によって補われて適応力が上がったりするのです。とくに，知的には正常域で，衝動コントロール不全や社会的コミュニケーションの未熟さを呈する子どもは，思春期以降にぐっと伸びる場合があり（図12），幼児期に自閉スペクトラム症と診断されていても，思春期以降，診断域ではなくなるケースにしばしば出会います。「診断は消える場合がある」ということを子どもと家族が正確に理解していればよいのですが，「診断＝一生続く障害である」と思われると「障害があるからできない」という方向に流れ，できるのに努力しよう（させよう）としない状態に陥ってしまいます。そうなってしまうのには，発達「障害」という名称の問題が大きく，そのこともあって，神経発達「症」という名称に変更になりました。もちろん，明らかな自閉症や重度の知的発達症（知的障害）は，将来にわたって続く「障害」であると認識しなければなりませんが，キャッチアップする可能性がある発達の滞りは，障害とはまた違うのだと考える必要があります。最近は，成人にみられる発達特性を「大人の発達障害」といわれることがありますが，子ども時代にキャッチアップせず，成人まで持ち越された発達特性は，その後も継続すると考え

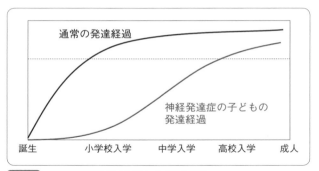

図 12　神経発達症の子どもも発達する
（小柳憲司：小児心療科からみた広汎性発達障害. PEDI plus, 6：4-6,
2013 より許諾を得て一部改変し転載）

られますから，大人の発達障害こそ，本当の意味での発達「障害」だといえ
るかもしれません。

　「これまで，どうして自分はうまくいかないのかずっと悩んでいたが，診
断を告知されてこれまでの悩みが氷解した」という患者さんの言葉から，「早
めに診断を告知したほうがいい」といわれることがあります。しかし，診断
がスッと腑に落ちるためには，その前に「悩む過程」が必要で，自己認識が
まったく進んでいない子どもに診断を告知しても，あまり意味はありません。
「発達特性を持つことで子どもが傷つくのを防ぐためには，自分の特性を知っ
ておくことが必要だ」という意見は正しくても，それは「診断の告知」とは
別物なのです。子どもに対しては，自分の特性を少しずつ理解させながら，
ひどく傷つくことがないよう，家族や学校に十分な理解を求め，定期的に受
診させて経過をみるなかで，子どもが自分の状態について悩み，自己理解が
進んできたところで診断を伝える，というのが適切な対応です。

❼ 発達特性と教育・社会的支援

　強い発達特性は学習や社会生活における障害となるため，教育や就労にお
いて，さまざまな支援の手が講じられています（**表 13**）。教育に関しては，
就学の時点で重度障害が明らかであれば特別支援学校がすすめられますし，
中度～軽度であれば地域の特別支援学級が利用できます。通常学級に所属し
ながら通級指導を受けることも可能です。一般に，特別支援学校（知的障害
対象）への進学には「療育手帳」が必要です。軽度障害の子どもは，中学ま

表13 教育と福祉における支援

- 特別支援教育の利用
  - 通級教室
  - 特別支援学級（知的，情緒）
  - 特別支援学校（知的，病弱）
- 福祉制度の活用
  - 療育手帳
  - 精神障害者保健福祉手帳
  - 特別児童扶養手当
  - 障害基礎年金
  - 就労支援事業（就労移行支援，就労継続支援）

では地域の特別支援学級で過ごし，高校で特別支援学校高等部に進学する場合が多いため，遅くとも中学生の間には，療育手帳を取得するようにすすめたほうがよいでしょう。知的に問題のない神経発達症の子どもで，高校卒業後の就労においても支援が必要だと考えられる場合には，就労移行支援・就労継続支援などの福祉的就労制度の利用を考えます。そのときには「精神障害者保健福祉手帳」の取得を検討します。この手帳は年少児でも取得できますが，本当に必要になるのは学校卒業後ですし，前項でも述べたように，状態がある程度固定化し，障害としての受け入れが進んでから取得させるのがよいと考えます。

強い不安と感覚過敏

❶ 感覚統合とは

感覚統合とは，さまざまな感覚を脳のなかで組織化することをいいます。子どもは多くの刺激を受けながら成長していきますが，その刺激を処理する過程（経験）を通じて，感覚は組織化されていきます。たとえば，眼を閉じて手で触ったものの形態がイメージできるのは，触覚と視覚の統合がなされているからです。また，目の前にあるものに手を伸ばしてつかむことができるのは，視覚と固有覚（関節が動く感覚）の統合がなされているからです。感覚統合の過程そのものが，脳の発達の過程であるともいえます。

❷ 感覚統合の問題と不安の関係

前庭覚（重力や加速度，平衡感覚に関わる感覚）と固有覚（関節覚，振動覚などの深部感覚）の統合がうまくいかないと，重力への安心感（大地にしっ

かり足をつけている感覚）が形成されず，基本的な心理的安定が得られにくくなります。また，前庭覚，固有覚，触覚の統合がうまくいかないと，身体知覚（ボディイメージ）に問題が生じます。その結果，自分の身体がどのくらいの大きさで，手足を動かしたらどういうことになるか，周囲の人とのどのくらいの距離をとるのが適切なのかを理解できず，距離感がつかみにくくなるため，対人関係の問題が生じやすくなります。

❸ **感覚過敏と不安**（表14）

　感覚過敏とは，さまざまな感覚に対する過敏な反応（重力不安，触覚過敏，聴覚過敏，視覚過敏など）のことをさします。重力不安とは，前庭系の過敏さから姿勢の変化や早い動き，段差などに強い恐怖感を覚えるもの，触覚過敏とは，触覚刺激への反応制御（抑制）が不十分なため，わずかな刺激にも敏感になり，拒否的，感情的に反応してしまうものです。触覚過敏があると，コミュニケーションの基礎でもある「触れられる」「そっと寄り添う」ということが不安や恐怖の対象となり，関係の形成に困難を生じるようになります。触れられただけで自分に危害を加えられたように感じ，相手を拒絶してしまうのです。聴覚過敏は音に関して過剰に反応する傾向で，大きな音は自分が襲われるように感じ，頭に響いて耐えられません。一方で，小さな音に

表14　感覚過敏チェックリスト

1. **重力不安**
   - □ 車に酔いやすい
   - □ 高いところを怖がり，ちょっとした段差でも飛び降りられない
   - □ 遊園地などで動きの速い遊具に乗ることを怖がる
   - □ 坂の上り下り，でこぼこ道の歩行が遅く，ぎこちない
2. **触覚過敏**
   - □ 人に触れられたり，近寄られたりすることを嫌がる
   - □ シャワーを浴びることを嫌がる
   - □ 洗髪など，髪に触れられることを嫌がる
   - □ 毛糸製品（セーターやマフラーなど）の着用を嫌がる
   - □ 砂や絵の具，糊などに触りたがらない
   - □ 砂や芝生の上をはだしで歩きたがらない
3. **聴覚過敏**
   - □ 大きな音をひどく怖がって耳をふさぐ
   - □ 小さな音にも気づいて気が散りやすい
4. **視覚過敏**
   - □ まぶしい光をひどく嫌がる

JCOPY 88002-877

も気がついてしまうため，気持ちが落ち着かなくなってしまいます。視覚過敏は，まぶしさが自分に突き刺さるように感じてしまう状態だと考えればよいでしょう。

　感覚過敏は神経発達症に併存することがよく知られていますが，統合失調症やその初期状態など，心理的に不安定になることでも生じます。また，軽度の感覚過敏は多くの人に見られます。感覚過敏は軽度であれば，あまり問題にはなりませんが，ひどくなると不安が強まり，対人関係の問題，行動の問題が生じてきます。強い不安には，純粋に心理的なものだけでなく，感覚過敏が関与している場合があることを知っておく必要があります。このような感覚過敏と強い不安を抱えた子どもを最近は hyper sensitivity child（HSC）と呼ぶこともあります。これは発達特性と同様に，子どもが生来持つ脳の特性と考えられ，心理社会的因子の1つとして作用します。

❹ 感覚過敏への対処

　感覚過敏はがまんして耐えられるものではありません。そのため，その人が耐えられない刺激は極力避けるようにします。聴覚過敏では，ざわついた場所を避ける，避けられないときには耳栓をする，視覚過敏ではサングラスをかける，触覚過敏では服装の素材やフィット感を確認して購入する，下着のタグは取り去るなどです。刺激が避けられないときには，感覚刺激を与える前に「いまから刺激が入るよ」ということを伝えておくだけでも，不安や恐怖を緩和する効果があります。また，触覚過敏に対しては「そっと触れる」のではなく「抱きしめる」形にすることで，触れられることに対する不安や恐怖を緩和することができます。強い圧覚刺激には，触覚への過敏反応を抑制する効果があるからです。また，関節覚，振動覚などの固有覚刺激は，過敏反応の制御や心理的安定につながるといわれています。登山や重い荷物を持って歩くこと，普段から重い衣服を着ることなどをすすめるのもよいでしょう。関節の動きを治療に取り入れる臨床動作法も，同様の効果が期待できます。なお，感覚過敏に伴って生じた過緊張状態に対しては，リラクセーション法を用います。

治療動機の形成

信頼関係の形成

　いわゆる心身症には機能性の疾患が多く，ほとんどの場合，一般的な血液検査や画像診断では異常所見を認めません。そのため「検査で異常がないから，これは心因性のものです」という説明がしばしばなされますが，それが実はもっとも問題のある対応なのです。「心因性である＝気分的なものであり本当の病気ではない」という意味にとらえられ，子どもは「こんなにきついのにわかってもらえない」と思ってしまいます。信頼関係を形成する第一歩は「受容と共感」であるといわれますが，医師として子どもの訴えを受容し共感することは「子どもの訴える身体症状をきちんと認める」ことにほかなりません。そのため，子どもが身体の調子が悪いと訴えるのならば，たとえ諸検査で異常を認めなかったとしても「気持ちの問題」などと安易に否定したり決めつけたりせず，まずは症状の存在を認めることが大切です。「一般的な検査で異常が見つからないのは，少なくとも今すぐ生命に関わるような異常はないということです。むしろ，それはよかったと考えたほうがよい。しかし，検査ではとらえられないような異常があって症状が起こっているのです」と説明します。また，自律神経系の検査などを施行して，子どもの状態を視覚的にとらえる努力をすることも有用です。ただし，このとき「通常の検査ではとらえられない異常をなんとしてでも見つけ，それを治療しよう」という方向に話をもっていってはいけません。そこでなんらかの異常が見つかったとしても，その異常を治療すれば症状が嘘のように消えていくことは決してないからです。特異的治療によって劇的に改善するような疾患があれば，一般的な医学的検査の段階ですでに見つかっているはずです。それ以外の検査による細かい異常は，突き詰めていっても症状の改善にはほとんど寄与しません。それでも自律神経系などの検査に意味があるのは「患者のつらさを認める姿勢を示し，信頼関係を形成する」ツールとして使えるからです。心身症の治療において，医学的検査は有用です。しかし，それは「身体的異常を治療し症状を改善させるためではなく，患者との信頼関係を形成するためである」ということを忘れないようにします。

JCOPY 88002-877

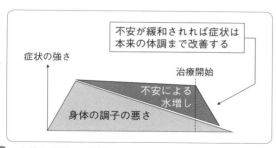

図13 症状と不安の関係

（日本小児心身医学会理事会・日本小児心身医学会研究委員会編：一般小児科医のための心身医療ガイドライン. 子どもの心とからだ, 23：334-345, 2014 より許諾を得て一部改変し転載）

不安の影響についての理解をうながす

　一方で, 慢性に経過する症状では, 不安と症状との関係を早期に説明し, 理解をうながしておく必要もあります. 症状が持続するのは, 「身体的には改善してきても, 不安が強まるために症状が水増しされるためだ」ということを図13を用いて視覚的に説明すると, 病態理解の助けになり, それだけで症状が軽減される場合もあります.

「受容と共感」の意味

　もし, 心理社会的な問題がありそうでも, すぐにそこには入り込まないようにします. 誰もこころのなかを不用意に探られたくはないものです. 身体症状によって, こころの問題から目を逸らし, こころを保護している側面もあります. 「こころが原因なら, こころを治療しなければならない」のではなく, まずは「症状とうまくつきあう」ことを教えます. 医師が訴えに真剣に取り組むことで, 子どもが「自分は認めてもらっている, 受け入れてもらっている」という思いを持ってくれれば, それは基本的な安心感の形成につながり, 子どもが自ら現状に立ち向かおうとする意欲を高めます. そうすれば, こころの問題にわざわざ触れなくても, 十分こころの治療はできるのです.

　ここで大切なのは「心身症の治療において医師が子どもの訴える身体症状に取り組むのは, 決して症状を消失させるためではない」ということです. 機能性かつ慢性に経過する身体症状は簡単には消失しませんし, 医師が症状の消失にこだわると, 身体面にのみ注目がいって, 心理社会的因子への気づ

きを遅らせてしまうことにつながります。症状に対応するのは，あくまで「患者さんとの間に信頼関係を形成し，患者さんの心理社会的因子への気づきをうながすためなのだ」という意識が必要です。

　まずは，子どもと家族の訴えをよく聴き，否定せずにまるごと受け入れていきます。もちろん，いくら聴いても相手の本当の思いがわかるわけではありませんが，「理解しようと努力する」ことはできます。100％理解したなどと思いこむと失敗します。完全に理解することより，理解しようと努力し，少しでも相手に「わかってもらえた」と感じてもらうことのほうが大切です。そうすることで少しずつ信頼関係が形成されていきます。

　ただし，終始受け入れるだけでは子どもは変化しません。とくに医療の現場では，どこかで教育と指導が必要になります。しかし，基本的な信頼関係が形成されていないと，決して相手に指示は通りません。いつの日か「このままではいけないよ」と伝え，変化をうながすためにも，はじめは受容し共感することから始めると考えます。

子どもに対する遊戯療法

　子どもの治療において，子ども自身は受診の目的が明確でないまま，なんとなく連れて来られることが少なくありません。その受診を嫌々ながら続けさせるか，楽しみにしてもらえるかで，受診の効果は大きく違ってきます。そのための有効な方法が遊戯療法（プレイセラピー）です。遊戯療法といっても，遊ぶだけではなく，箱庭を使ってもよいし，絵を描いても，工作をしてもよいのです。そのため，子どもに適用する場合には「遊戯・芸術総合療法」という形になります。むしろ「箱庭だけを続ける」というような対応は現実的ではありません。一定の時間とプレイルームという場所の枠，すなわち「この時間，この場所でなら（危険なことでない限り）好きなことをしてもいいよ」という設定をしてあげられることが大切です。

　この治療は医師が行ってもよいのですが，通常は心理士に依頼することが多いようです。家族のカウンセリングと平行してやろうとすれば，治療上のパートナーはどうしても必要になります。年少児になればなるほど，治療上家族の相談に時間を割かなければならず，その間，子どもには遊戯療法で対応することになるのですが，遊戯療法は決して単なる時間つぶしではなく，

表 15　遊戯療法の目的と効果

1. 遊んで気持ちを発散させ，すっきりさせる（カタルシス効果）。それによってエネルギーを高めることができる。遊ぶことで不安や緊張も自然に軽減していく。
2. 言葉での表現ができなくても，言葉以外のさまざまなツール（絵，工作，箱庭など）による自己表現をすすめることができる。表現することがこころの安定と自信の形成につながる。
3. 対人関係に困難がある（距離がとれない，気を遣いすぎる）子どもであっても，1 対 1 で定期的に会っていくことで，徐々に適切な関係（距離）がとれるようになる。そのような関係づくりの経験（練習）をさせ，対人面での自信をつけてもらう。
4. あえて親と受診する時間を作ることによって，親子 2 人だけの時間が確保できる。同胞との葛藤がある場合，受診への行き帰りが「自分だけの特別な時間」となるため，親子関係の修復，融和に果たす役割は大きい。

治療という目的など意識させずとも，子どもの状態を改善させる不思議な効果を秘めています。「遊び」は子どもの生活そのものであり，成長発達に不可欠なものだからでしょう。具体的な効果については表 15 に示します。

小学校中学年までの遊ぶのが好きな子どもであれば，当面は遊戯療法のみを行っていきますが，標的となる症状がはっきりしていて治療の動機づけがある子どもであれば，症状の軽減をめざす治療も必要になります。逆に，子どもっぽさが足りない（背伸びしている）子どもでは，症状の軽減をめざす治療に，あえて遊戯療法を加えてみるのもよいでしょう。なお，子どもにとって遊戯療法は効果的ではありますが，年長になれば漫然と遊びを続けるだけではなく，言葉を使って思いを表現することに慣れてもらうために，徐々に言葉を使った関わりに移行するようにします。

継続治療

治療目標と守備範囲

医学的には「病気の原因を探り，その原因を治療する」のが根治治療であるとされており，根治治療こそが本来の治療であるという意識があります。しかし，心身症の治療はなかなかそのようにはいきません。心身症の成り立ちには，前述したようにさまざまな因子が絡み合っており，治療において大切なのは，そのなかで「もっとも重要と考えられる因子≒原因」ではなく「手がつけられそうなところ，変えていけそうなところ」を見つけてアプローチ

することです。まずは，そのような「短期的目標」を意識して関わります。それによって子どもが心理的に安定してくれば，より本質的な問題の調整（可能であれば解決）に踏み込むのです。それは治療における「中・長期的目標」となります。

　たとえば，「父親が酒を飲んで家で暴力を振るうので，両親が離婚して母親とともに家を出て転校した。しかし，新しい学校で友だちを作ろうとしてもなかなかうまくいかない。母親にモヤモヤした気持ちを話したいけど，毎日仕事で疲れているみたいだし，そうしているうちに，毎朝頭痛がするようになって学校に行きづらくなった」という子どもが受診したとします。事の発端は父親の暴力やそれに伴う離婚・転居かもしれません。しかし，再度同居すれば状況はより悪くなるでしょう。以前の状態に戻したからといって，決して根本的な解決にはなりません。母親に「子どもさんの話をしっかり聴いてあげてくださいね」とお願いすることはできますが，母親も大変な状況にあるのは変わりなく，強くは言えません。そうであれば，まずは「頭痛をどうにかしようね」「学校を休みすぎると余計に行きづらくなるから，保健室登校でもいいから登校しよう」というのが適切な指示となります。つまり，短期的目標は，①身体症状としての頭痛への対処，②できる範囲での登校の継続です。そのうえで，母親の心理社会的支援を通じて，子どもが母親と十分に話ができるようにしていくのが中期的目標です。さらに，この子は父親（あるいは成人男性全体）に対して否定的な感情を抱いている可能性がありますから，これからの出会いを通じて，そのような否定的感情を少しずつでも緩和していくのが長期的目標になるでしょう。このうち，医師が積極的に関われるのは短期的目標の部分で，中期的目標については，医師の関わりだけでは不十分なら心理士や福祉関係者に依頼します。長期的目標に対して，医師は「子どもの成長をそっと見守る」ことしかできません。このように，心身症の治療はいうなれば「子どもの人生そのものへの関わり」であり，そのためにも，時間がかかることを理解し，なかなか改善しなくてもあせらずに見守り続ける根気強さと，1人で抱えようとせず，自分ができないことはできる人に依頼する（万能感を排除し，自分の守備範囲を意識して関わる）潔さが大切になります。

通常の会話こそがカウンセリング

　「悩みがあればカウンセリングを受けなさい」とよくいわれますが，実際のカウンセリングとは，それほど特別なことではありません。医療の場においては「問診，相談，説明，指示，雑談を含めた対話全体」がカウンセリングであると考えます。基本は，相手の話をよく聴くこと（傾聴），それを頭から否定せずに受け入れること（受容，共感）といった，いわゆる支持的立場における会話ですが，医療の場では，どうしてよいかわからず医師の指示を仰ぐ患者さんも多いため，積極的になんらかの指示を与えていく必要もあります。支持的な立場を中心にしながら，話を聴いて，操作できるところを見つけ出し，環境調整をしたり，薬物治療の説明をしたりしながら症状への対処法を考えるのが心療内科におけるカウンセリングです。

　ある程度の信頼関係ができたあとは，治療者側が自分の経験の話をし，それに基づいて「こうしたらよいのではないか」という選択肢を呈示するのもよいでしょう。いくつかの選択肢を示したうえで「あとは自分で考えて選んでね」と，最終的な選択権は患者さんにゆだねます。しかし，子どもに対して「自分で選んで自分で責任を取りなさい」と迫るのは酷です。そのときには「こうするのがよいと思うよ」という形で選択のあと押しをすることも必要です。

　以上のような関わりは，実は特別なことではなく，ごく「普通の会話」です。このような会話を通じて患者さんに心理的な安定をもたらすのが，医療の場ではもっとも自然な形だといえます。

指示のポイントー現実感を大切にー

　たとえば，子どもが赤ちゃん返りをしたとき，治療者から「甘えはすべて受け入れましょう」という指示を出されたとします。その言葉を家族が忠実に守り，子どもの言いなりになると，家族は疲弊し，子どもにとっても悪影響となります。「すべて，絶対に」が不可能なことは冷静に考えればわかりそうですが，あせりや不安があると，とにかくやり遂げなければならないと感じて，指示自体に巻き込まれてしまいます。結局，無理な指示は家族を苦しめ，不安を強くし，子どもの状態を悪化させてしまうのです。原因論に基

づいて「絶対にこうしなければならない」という指示を出すのは危険です。そうではなく，常識的に考えて「少し頑張ればできそうな」ことを求めていくようにします。そのとき指標になるのが「自分だったらできるだろうか」という自分に対する問いかけです。常に相手の置かれた状況を自分のこととして考え，また，自分自身が常識的かどうかについても検証していく姿勢が大切です。

生活指導と環境調整

　生活指導のポイントは「食事，運動，睡眠」です。医師として指導する場合に大前提として押さえておかなければならないのは，「ちゃんとご飯を食べ，睡眠をとらないと，頭は正常に働かない」ということです。人も生きものです。食事と睡眠，加えて適度な運動は生きるために欠かせません。そのことを生命の専門家である医師の言葉として語ることが大切です。しかし，一方で「現状に照らし合わせて，改善できる範囲の目標設定をする」ことも指導上の要点として忘れないようにします。思春期の子どもは，放っておけば宵っ張りの朝寝坊になるものです。学校に行けなくなった子どもに対し，朝からなにもすることがないのに「毎日7時に起きなさい」といっても現実的ではありません。「せめて昼前には起きて，1日2食はきちんと食べるようにしよう。夜中は2時～3時には眠ろう」という指導が，むしろ実現可能性が高く効果的です。夕方に起き出して明け方に寝るような生活をしていると，どんどん情緒不安定になりますが，昼頃に起きる程度であれば，それほど問題とはなりません。また「昼前に起きて昼食からは食べる」という指導は，食事の面からも重要です。午後に起き出して夕食からしか食べない子どもは，1日1食の生活になってしまうことがあり，摂取カロリー不足から体重が減少し，それに伴う脳機能低下，抑うつが生じてますます状態が悪化します。最近は共働きの家庭が増え，不登校状態に陥った子どもは1人で家にいて寝ていることも多くなりました。そうなれば生活リズムの改善はより困難です。なかなか生活改善が難しい場合は，可能であれば入院施設などを利用して生活を整えることをすすめます。

JCOPY 88002-877

薬物治療

薬物は治療手段として重要かつ効果的です。身体症状があるときに，症状を緩和する薬物を使わない手はありません。医学部の学生時代には「対症療法は原因療法ではなく姑息的治療だ」と教わりますが，心身症の治療においては，対症療法薬をうまく用いて症状を緩和させることが患者さんの身体に対するコントロール感（自信）を高め，現状を打破する勇気を与えることで，むしろ原因療法的にも作用します。また，不安や不眠などにも必要に応じて薬物を利用します。「こころの問題だから気持ちを切り替えたらよい」のではなく，気持ちの切り替えが難しいからみんな困っているのです。薬物で症状が少しでも緩和されれば，それだけでも周囲が落ち着いて見渡せるようになります。薬物の利用を「薬に頼るようになるから」と忌み嫌う人もいますが，「苦しいときには自分1人で頑張らず，誰か（なにか）に助けを求められるようになる」のも実は大切なことです。ただし，子どもへの抗不安薬や睡眠導入薬の使用は，脱抑制（興奮させたり，自傷行為などの突発的行動を誘発したりする）の危険があるので注意が必要です。ベンゾジアゼピン系抗不安薬の使用はできるだけ避け，漢方薬（抑肝散，柴胡加竜骨牡蛎湯，甘麦大棗湯など）や抗精神病薬（リスペリドン，アリピプラゾールなど）の使用を考慮します。なお，慢性の不定愁訴（とくに「だるさがとれない」など）には，一般的な薬物よりも，むしろ漢方薬のほうに効果があります。文献などを読みながら，使える方剤を少しずつ増やしていくようにします。

リラクセーション法

❶ リラクセーションの理論

こころの動きと身体の緊張は連動しています。そして，その緊張が不安やさまざまな身体症状を引き起こします。そのため，緊張を緩和する方法を会得することは治療上とても有用です。リラクセーションとは，こころと身体の連動を利用して，身体の緊張をほぐすことから，こころの緊張を和らげていく方法です。身体が緊張すると，生理的に①呼吸が浅く早くなる，②筋肉が緊張する，③脈拍数が増える，などの反応が起きます。そのため，意識的に①②③と逆のことをすれば，身体の緊張は緩和され，それに伴ってこころ

の緊張もほぐれていきます。ただし，心臓の動きは自分では操作できないため，実際には①呼吸をゆっくり深くする（腹式呼吸），②筋肉の緊張をほぐす（筋弛緩法）という作業を行うことになります。

❷ 腹式呼吸

呼吸を整えるために有効なのは腹式呼吸です。「お腹でゆっくりと呼吸しましょう」と説明し，お腹を膨らませながら呼吸ができればそれだけで十分です。しかし，なかなか難しい場合には，「まず，お腹のなかの空気を口からゆっくりと吐き出してください。全部出したら，お腹の力をスッと抜きます。すると，お腹のなかに空気が自然と入ってきます。空気が入ってしまったところで息を止めて，また口からゆっくり吐き出しましょう」と誘導します。呼吸のテンポとしては，10秒に1回の呼吸をこころがけます。「3秒吸って2秒間止め，5秒で吐く」が基本です。

❸ 筋弛緩法

「力を抜こう」といっても，実際にはなかなか上手に力を抜くことはできません。そのため指導は力を入れることから始めます。「まずは両手をぐっと握りしめて，両腕に力を加えてください。5秒経過したらスッと緩めます」と指示し，緩んだ感じを味わってもらいます。2〜3回ほど繰り返すと効果的です。

❹ 自律訓練法（表16）

自律訓練法は自己催眠の一種です。多くの本が出版されているので，それらを参考にするとよいでしょう。第1公式〜第6公式までありますが，実際

表16 簡単な自律訓練の方法

1. ゆったりと椅子に座り，腹式呼吸，筋弛緩法で緊張をほぐす。
2. 眼を閉じて「気持ちが落ち着いている」と頭のなかでゆっくり10回唱える。
   （唱えて気持ちを落ち着かせるというよりも，気持ちが落ち着くのが目標だと確認する意味で唱える。）
3.「両手が重い」と頭のなかでゆっくり10回唱える。
4.「両足が重い」と頭のなかでゆっくり10回唱える。
5.「両手が温かい」と頭のなかでゆっくり10回唱える。
6.「両足が温かい」と頭のなかでゆっくり10回唱える。
7. 1分程度，ゆったりとした感覚を全身で味わう。
8. 眼を開け，両手を組んで背伸びをし，ストンと腕を下ろす（2〜3回繰り返す）。

には，第1公式（重感），第2公式（温感）まで練習すれば十分です。温感ができるようになれば，温かくなった手をお腹にあてて，腹部に温感が伝わる感じを味わわせるのも1つの方法です。この方法は，腹痛時，お腹に温かい手を当てることで，痛みの緩和法としても使えます（⇒ p114）。

❺ 臨床動作法

動作を通して身体の緊張を実感させ，それをほぐしていく方法です。無用な筋肉の緊張がほぐれ，また姿勢が調整されることで，頭痛や肩こり，背部痛などが緩和されていきます。身体の緊張緩和がこころの安定につながり，関節の動きを操作して固有覚（深部感覚）に刺激を与えること自体が，こころを落ち着かせる作用を持っています。肩上げや姿勢直しなどが臨床では使いやすく効果的ですが，本を読むだけでは実感がわからないので，興味がある場合には研修会などに参加し，実際に体験してみるのがよいでしょう。

認知行動療法

認知行動療法というと特別な方法のように感じますが，あまり難しく考える必要はありません。モニタリングする（記録をとる）ことが認知行動療法の第1のステップです。①いつ，どのような状況で症状が出現し，②そのときどう対処したか，③その結果どうなったか，④そのときどう感じたかを記録させます。

そもそも，人は無意識に「現在の状況にどうにか対応しよう」と工夫しながら生きています。行動の記録には，その人が気づかないうちに行っている上手な対処法を見つけ，それに気づかせる効果があるのです。記録のなかからうまく対応できている事実を見いだし，「うまくやれているね，この方法を続けていこう」と意識化する作業が認知行動療法の第2のステップです。しかし，どうしてもマイナスにばかり考えてしまうなど，考え方の偏り（認知の歪み）が悪循環をもたらしているようであれば，そう考えてしまう患者さんの思いを認めながらも，少しずつ「ここはこう考えてもよいのではないか」という考え方の修正を入れていかなければなりません。それが認知行動療法の第3のステップです。記録をもとに，患者さんと一緒に対処法を考え，その効果を検証するようにしていきます。

症状がはっきりしている子どもの治療の初期段階では「状態をよく把握す

		月 /	火 /	水 /	木 /	金 /	土 /	日 /
	年							
生活 リズム 登校 外出 症状の 経過	0:00							
	2:00							
	4:00							
	AM 6:00							
	8:00							
	10:00							
	0:00							
	2:00							
	4:00							
	PM 6:00							
	8:00							
	10:00							
学校 など	出欠 場所							
症状	種類	程度	程度	程度	程度	程度	程度	程度
服薬	薬品名	朝昼夜	朝昼夜	朝昼夜	朝昼夜	朝昼夜	朝昼夜	朝昼夜
今日の出来事								
確認								

図 14 生活の記録

るために記録をつけましょう」といって，できるだけ導入したほうがよいで
しょう。「生活の記録」（図 14）と称して，起床時間，就寝時間，登校の様子，
症状の程度（0 ～ 5 の 6 段階評価）などを含めて記録させると，それだけで
生活上の新たな課題が見えてくる場合もあります。
　「このような状況で症状が出現する（悪化する）」ということがわかれば，
当面はその状況を回避することで，症状を軽減することができます。まずは

JCOPY 88002-877

症状を軽減させ，心理的安定を図ったのち，症状を引き起こす状況に再トライしながら，少しずつ慣らしていくようにします。

　また，「うまくいったらほめる」というのが行動療法の基本です。努力のあとが見え，症状が軽減したときに，ご褒美としてシールを貼り，シールがいくつか貯まったら好きなものを買うなどの手法をトークンエコノミー法といい，年少児の治療における動機づけの高め方として有用です。この方法は行動理論におけるオペラント条件づけの考え方を応用しています。

さまざまな心理療法

　心理的な悩みを解決するために，さまざまな形式の心理療法が開発されています。患者さんによっては，そのような治療法を利用したほうがよい場合もあります。医師自身が特定の心理療法に習熟するのも，心理士にお願いするのもよいでしょう。ただし，それぞれの心理療法は，患者さんによってフィットする／しないがあります。大切なのはすべての患者さんを自分の習熟する心理療法に引き込むのではなく，患者さんのニーズに合わせて適応する心理療法を選択する，という柔軟な姿勢です。そのことを頭において適用すれば，心理療法は心理社会的因子が関係する問題の治療に有用です。

家族の面接

　子どもの場合，家族に対する面接は，治療の一部として大きな意味を持ちます。それは，家族の存在が子どもに対し表 17 のような影響を及ぼすからです。つまり，家族の面接には，カウンセリングを通じて家族自身に「発症に関わる因子」としての作用があったことを気づいてもらい，さらに，子どもの行動を変容させるための家庭における「トレーナー」になってもらうという 2 つの意味があります。

　家族の面接における基本は，「もっとも密接に養育に関わる人（多くの場合は母親）を責めない」ということです。治療に来てくれる家族は，多かれ

表 17　**家族が子どもに及ぼす影響**
1. 家族は子どもにとって発症に関わる心理社会的因子の 1 つとして作用する。
2. 家族は家庭における子どもの治療者となる。

少なかれ「自分が悪かったのかもしれない」と不安になっています。それを不用意に「あなたの育てかたが悪かった」と責めるのは決して得策ではありません。それよりも「その状況に置かれれば，誰も適切には対応できませんよ」と認めるほうが，家族の安定のためにはどれだけ大切かわかりません。家族の不安を軽減するだけでも，子どもは安定するのです。とくに思春期は子どもの「生まれ変わり」の時期であり，乳児期以降の生育のなかで生じた「ひずみ」がさまざまな症状や問題行動となって出現します。それを「このような問題が生じるのは，これまでの育て方が悪かったからだ」と原因検索的に批判するより「これからひずみを補修していく，よい機会だと考えましょう」と意味づけるほうが，よほど効果的だといえます。

　もっとも密接に養育に関わって奮闘している人の周囲に，その人を追い詰める家族が存在する場合もあります。たとえば「子育ては母親に任せてあるのだから，母親の育て方が悪い」といってはばからない父親や，「うちの家系にはそんな子どもはいなかった，嫁の血筋が悪い」と責める父方祖父母などです。そんな場合は，父親や祖父母にも積極的に治療の場に来てもらうようにします。受診をすすめたときに来てくれる家族であれば，状態を説明し理解を得ることで，変化することが十分期待できます。ただし，そのときも「母親ばかりを責めるあなたたちが悪い」などと非難してはいけません。父親や祖父母の立場や考え方をよく聞いたうえで，丁重に母親に対する協力を求めます。家族関係の改善が見込めない場合は，別居や離婚が必要になることもありますが，医師が「離婚しなさい」とすすめるわけにもいきません。「どうしようもないときには離れて暮らすという選択をしなければならない場合もあります」と呈示して，考えてもらうようにします。家族のありようは，そうそう変わらないものです。変わらないことに苛立たず，つぶれないように支えながら見守る姿勢が大切です。

JCOPY 88002-877

不登校に伴う問題

5
chapter

:•: 不登校状態

不登校とはなにか

　「不登校」とは子どもの状態を示す言葉であり，診断名ではありません。言葉の意味としては「子どもが登校しない，あるいは，したくともできない状況」ということですが，行かなくなった理由，背景は子どもによってさまざまで，対応も個々の症例ごとに考えていく必要があります。子どもの心療内科において不登校が重要な意味を持つのは，いろいろな症状とともに不登校を呈して受診する患者さんが多く，不登校状態に対するなんらかのアプローチが求められるという事実があるからです。

　個々の症例をみると，不登校の期間はその子の成長にとって必要なのだと感じられることが多いのですが，学校生活に参加できない状態は，子どもの社会的成長を一時的であれ阻害するため，できるだけ子どもを不登校に陥らせないようにこころがけ，陥った場合には社会復帰（社会生活への参加）の援助を怠らないことが重要です。子どもがまったく登校していない場合だけでなく，登校をおっくうに感じていたり，保健室などにしばしば顔を出したりする状態は，不登校の前駆段階（不登校傾向）として注意深く見守る必要があります。

不登校の分類（表18）

　ここでは，不登校を大きく2つのタイプに分けて考えます。1つは「適応反応型」，もう1つは「未熟・回避型」です。これは，子どもが不登校に陥る前の段階で，基本的な安心感や自己肯定感が形成されていたかどうかによって分けられます。適応反応型の子どもは，もともとは基本的な安心感や自己肯定感を持っていたが，なんらかの要因でそれが失われた結果，不登校に陥ってしまったと考えられるもの，未熟・回避型の子どもは，もともと基本的な安心感や自己肯定感が育っていなかったため不登校に陥ったと考えられるものです。さらに，適応反応型は，基本的な安心感や自己肯定感が失われた主たる要因がなにかによって，内因主体型，外因主体型，過剰適応型に分けられます。内因主体型は精神疾患の発症など子ども自身の因子が大きい

表 18　不登校の分類

適応反応型	内因主体型	精神疾患，神経発達症（発達障害），感覚過敏，強い不安や緊張など，学校適応が困難になると考えられる因子を子ども自身が基礎に持っているもの。
	外因主体型	子ども自身には学校適応に困難をきたす大きな要因が見当たらないが，学校でのいじめや先生とのトラブルなどによって登校できなくなったもの。
	過剰適応型	学校生活に適応するため無理をして周囲にあわせることで心理的疲労が蓄積し，不登校状態に陥ったもの。
未熟・回避型	外向型	積極的なサボりや学校外での活動，あるいは社会的逸脱行動に伴い不登校となっているもの。
	内向型	消極的で意欲のなさが目立ち，面倒くさいからという理由で不登校になっているもの。

もの，外因主体型は学校でのトラブルなど環境因子の作用が大きいもの，過剰適応型は，子どもが頑張りすぎて疲れてしまったものです。なお，未熟・回避型は行動が外に向かうか内に向かうかで，外向型と内向型に分けられます。

不登校への対応に関する基本的考え方

　小中学生で，学校に行っていないことをなんとも思っていない子どもは，まず存在しません。みんな，どこかで後ろめたい思いとあせりを抱えて毎日を過ごしています。体調を崩して自分の身体に自信をなくした場合も，いじめや友だち関係のトラブルによって不安が強まった場合も，勉強がわからなくて学校がつまらない場合も，単に「面倒くさい」という場合も，社会的逸脱行動（不良行為）に走る場合も，学校に行けないことで基本的な安心感や自己肯定感が失われ，こころのエネルギーが低下しているからこそ，将来に対して希望を持ち，意欲を持って前向きに生きることができない状態になっているのです。そのため，不登校への対応とは「いかに子どものこころのエネルギーを高めるか」ということになります。子どもができることを見つけ，少しずつでも取り組ませる，家に引きこもるよりは少しずつでも外出させて世界を広げる，そのようなアプローチを続けながら，子どもが自信を回復していくのを待ちます。今は意欲が低下している子どもでも，どこかに「なにかに取り組んで，自分を磨きたい」という思いを秘めているのだということを信じ，動き始めるきっかけを探りながら，あせらずに見守っていくことが

大切です。

不登校の経過モデル（図 15）

　不登校がこころのエネルギーが低下した状態だとすれば，どのくらいエネルギーが低下しているかという観点で，不登校の状態を分けていくことができます。

　前駆期は不登校になりかけの状態，つまり，こころのエネルギーが低下していく過程だと考えることができます。この時期は，頭痛や腹痛を訴えたり，なんとなく元気がなくなったりしながら，徐々に学校に行けない日が増えていきます。そういう経過のなかで，あるときを境にガタガタとエネルギーが落ちていき，学校に行けなくなる時期が混乱期です。この時期には，子どもは部屋にこもったり，布団をかぶってふさぎ込んだりしながら，家族とも関わりを持とうとしません。学校に行けなくなったことで「どうしたらいいのかわからない」と混乱し「こんな自分は誰にも会わせる顔がない」と感じて周囲との関わりを拒絶してしまうのです。そんな時期を過ごしながらも，時間が経過すると，少しずつこころは落ち着きを取り戻していきます。そして，自室から出て家族との関わりを回復させていく時期が休養期です。休養期に家庭のなかでの日常生活を取り戻すことによって，こころのエネルギーは回復していきます。エネルギーが蓄積されてくれば，子どもは家のなかだけの生活に飽きて，外に目を向け始めます。そして，外出を始めるのが回復期です。回復期のはじめは，まだエネルギーの蓄積が十分ではありませんから，

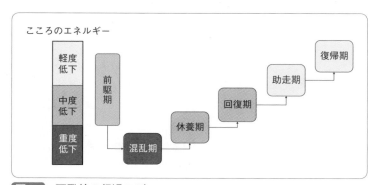

図 15　不登校の経過モデル

不定期でコンビニに買い物に出かけたり，家族に連れられて遊びに行ったりするくらいですが，エネルギーが十分に貯まれば，継続的になにかに向かうことができるようになります。そうやって，フリースクールや適応指導教室に通いだしたり，相談室や保健室への別室登校を始めたりするのが助走期です。継続的な外出や家族以外の人との関わりがとれるようになると，こころのエネルギーはどんどん回復していきます。こころのエネルギーは関わってくれる相手から受け取って増えていくものだからです。家にいる間は家族からしか受け取れませんが，外に出て家族以外の人とも関わるようになると，関わる人が急激に増え，受け取るエネルギー量も指数関数的に増加していきます。そして，エネルギーが十分回復し，通常の生活が送れるようになるのが復帰期です。こころのエネルギーが回復するのにどのくらいの時間が必要かは，子ども自身の性質や周囲の関わりによって変化するため，それぞれの時期をクリアするのに要する時間も子どもによって大きく異なります。しかし，エネルギーが回復していく過程には，それほど違いがありませんから，不登校に陥った子どもがどのように元気を取り戻していくかには共通点が多いのです。

各時期における対応

❶ 前駆期

　友だちと喧嘩したり，先生から叱られたりして「明日は学校に行きたくない」と思う経験は，誰にでも一度はあるでしょう。そのようなちょっとしたトラブルで落ち込んで行き渋るのを「不登校だから登校刺激はしてはいけない」と考えてはいけません。普段元気な子どものこころのエネルギーは，単発のトラブルで容易に低下するものではないからです。エネルギーが低下していなければ，叱咤激励して行かせたり，1日だけ休ませてみたりするだけで，すぐに回復し元気を取り戻します。元気な子どもにとって，1人で家にじっとしているのは退屈そのもので，とても長期間続けられるものではありません。不登校の前駆期はそのような事象とは異なり，さまざまな要因の積み重ねによってエネルギーが一定量低下した状態で，子どもは頭痛や腹痛などの身体症状を呈したり，暗い顔をしていたりすることが増えます。そのような不登校の始まりの時期は，子どものこころのエネルギーがどのくらい低

下しているかわかりにくいことが多いため，まずは子どもの話をしっかり聴いたうえで励まし，いったんは登校をうながしてみるようにします。エネルギーの低下が軽度であれば，励ましで登校が継続でき，登校を続けるなかで回復できる場合があるからです。ただし，学校に行かせようとすると身体症状が悪化したり，強く抵抗したりする場合には，想定よりもこころのエネルギーが低下していると考え，登校による負担を軽減するよう提案します。毎日の登校が難しければ週に1日は休みを入れる，午前中だけの登校にする，保健室利用を増やすなどです。それでも改善しないなら，しばらく休ませることも検討します。こころのエネルギーが低下しているのに無理をしていると，エネルギーの低下が進行し，全体の経過を長引かせてしまいます。

❷ 混乱期

　どうしても登校ができないときには，休むしかありません。そのとき大切なのは，子どもも家族も「これは必要な休養なのだ」としっかり認識して休むということです。「こんなことをしていてはいけない」と自分を責めながら，あるいは周囲から責められながら休むのは，決して真の休養にはなりません。こころのエネルギーの低下が進み，学校に行けなくなった子どもは，混乱し自分を責め続けています。動けなくなったことを責めず，「大丈夫，見捨てはしないから」というメッセージを送りながら見守ることが大切です。部屋から出てこようとしなくても，「おはよう」「おやすみ」「一緒に食事しないか」と，ドア越しでもいいので毎日声をかけ続けるようにします。そうするうちに家族の思いはいつか子どもに伝わります。

❸ 休養期

　「少なくとも家族は，こんな自分でも受け入れてくれる」という思いになれば，子どもは自室から出て，居間で普通に過ごすことができるようになります。たとえ外には出られなくても，家庭内でこころ穏やかに過ごせれば，こころのエネルギーは蓄積されていきます。ただし，効果的な休養には「食べる」「寝る」という生きものとしての基本が重要です。夜が明ける頃に寝て，日が沈む頃に起きるような極端な昼夜逆転は，どうしても人のこころを不安定にしてしまいます。また，極端な昼夜逆転は食事回数の減少につながり，多くの子どもは摂取量不足から体重が減少していきます。育ち盛りの子どもにとって，体重減少は異常な状態だと認識しておかなければなりません。そ

こで，「せめて昼前に起きて，1日2食は食べよう」と指示します（⇒ p78）。そのうえで，家族と一緒にテレビを見たりゲームをしたりすること，可能であれば，家事手伝いをしたり家族と外出したりすることをすすめます。

「家のなかの居心地がよすぎるから不登校が続くのだ」といわれることがありますが，不登校の子どものように外に出られない場合には，家庭でエネルギーを蓄えていくしかありません。その家庭の居心地が悪いと，いつまでもエネルギーは蓄積されないのです。ただし，居心地のよさとは，「好きな時間に起きて，好きな時間に寝て，好きなものだけ食べて，ほしいものはなんでも与えられる」ということではありません。大切なのは「家族から受け入れられている」という認識と，規則正しい生活に基づく体調の維持です。そのことを忘れないようにして，こころのエネルギーの蓄積が進むのを見守っていきます。

❹ 回復期

本来，なにもすることがなく，外にも出られない状態は，人にとって大きなストレスです。子どもは，エネルギー不足の時期にはなんとも感じなかったのに，エネルギーが蓄積されてくると「退屈だ」という気持ちが芽生え，外に出て人に会う不安よりも，出られないストレスのほうが大きくなって，少しずつ外出を始めるようになります。外出といっても，はじめは夜間散歩に出たり，近くのコンビニに買い物に行ったりするくらいですが，まったく出られない状態と比べたら大きな進歩だといえます。知り合いに会う可能性が低い，少し離れた街のショッピングモールなら出かけていける場合もあります。せっかく行っても車から降りられない場合もありますが，それでもできるだけ誘って連れ出すようにしていくと，その繰り返しからエネルギーが蓄積されていくのです。

この時期「好きなことはするのに，嫌なこと，きついことは避けている。怠惰なだけではないのか」と感じられることもあるでしょう。しかし，それは怠惰なのではなく，まだエネルギーが十分に回復していない証拠です。エネルギーが充填されてくれば，徐々に努力が必要なことにも取り組めるようになります。その時期を根気強く待つことが大切です。

❺ 助走期①（登校再開）

子どもが明るさを取り戻してきたら，少しずつ再登校をうながすようにし

ます。学期や学年の節目に「そろそろ今後のことも考えて動き始めてはどうだろう」と声をかけるのが自然です。学校の先生に誘ってもらうのもよいでしょう。そうして定期的に一定の場所に出かけることができるようになるのが助走期です。

学校には行きたいけれど, 不安で教室には入れないという子どもであれば, 保健室・相談室などへの「別室登校」をすすめます。そのとき, 学校側に「できるだけ早く教室へ」というあせりが強いと, それが心理的負担になって別室にも行けなくなります。「保健室までと約束したのに教室まで連れて行かれた」という経験は, 子どもの学校に対する不信感を高めます。教室への復帰に関しては, かならず事前に子どもの意向を聞くようにし, 「今日は保健室まで」「今日は午前中だけ」という約束をしたならば, その約束を越えて先に進まないこと, 約束だからといって無理強いしたり叱責したりしないことが大切です。学校の先生は「子どもの成長のために1日でも早く教室に復帰させたい」とあせりますが, そのあせりが子どもの不安を強めてしまうのです。

再登校はあくまで「学校生活のリハビリテーション」であり, うつ病からの職場復帰と同じで, 短時間の登校（部分登校）から開始します。これまで登校していなかったのに, 突然終日学校で生活すると疲れ切ってしまうのは当然で, 「子どもだから大丈夫だろう」などと甘く見てはいけません。とくに別室登校であれば, 朝から夕方まで1室に閉じこもっているのは苦痛であり, 1時間以内から開始し, 最大でも4時間程度が妥当です。その後, 教室と別室を行き来できるようになれば, 5〜6時間まで増やしていきます。

周囲の大人ではなく, 子どものほうが「保健室には行きたくないから教室に行く」「遅れて行くのは嫌だから, 行くなら朝から行く」などと言い張る場合があります。これは, 子どものほうに登校再開へのこころの準備ができていないことを示します。「どうしても行かなければ」と思えば, 子どもはプライドを捨てて, 途中からでも, 保健室でも登校するのです。別室・部分登校ができないということは, まだ登校開始の時期ではないということです。

❻ **助走期②（学校以外の施設の利用）**

「今の学校には戻りたくない」という思いが強ければ, 定期的に出かけられる場所として, 公的な適応指導教室や民間のフリースクール, 学習塾など

をすすめます。発達特性を持つ子どもでは、手続きを踏めば放課後等デイサービスも利用できます。また、地域によっては病弱特別支援学校に転校できる場合もあります。社会復帰へのリハビリテーションという点で、このような少人数で、かつ不登校の子どものこころの傷つきやエネルギーの低下を理解したうえで対応してもらえる場所への参加は大きな意義があります。不登校の子どもはこころのエネルギーが低下している状態だということを知っていれば、「この学校でいじめられたから、隣の学校に転校する」というような単なる場所替えがうまくいかないことは、容易に理解できるはずです。転校による友だち関係の再構築は、元気な子どもにとっても大きなストレスですから、まして、いじめなどによって傷つき、こころのエネルギーの低下した子どもがうまく適応できるはずがありません。

❼ 復帰期①（高校の選択）

別室・部分登校であれ、学校以外の施設であれ、なんらかの形で定期的な集団参加ができていれば、子どもの成長が滞ることはありません。そのため、今の状態を承認し、しっかり継続させるようにします。しかし、こころのエネルギーがさらに蓄積されれば、子どもは自然と次のステップを踏み始めます。とくに中学生では、学年が進むと卒業後の進路をどうするかという問題が生じるため、それがステップアップを考えるよい機会となります。中学で不登校となった場合、いったん行けなくなった中学校にすんなり戻るのはなかなか難しく、高校から新たにスタートするのが現実的ですが、そのときに重要になるのが高校の選択です。

不登校状態は、こころのエネルギーを低下させるとともに、子どもの体力も低下させます（図16）。リハビリテーションとして少しずつ動くことは体力の回復につながりますが、元の状態まで回復できるとは限りません。元の中学校に戻れないのは、それも1つの理由です。しかし、高校にはさまざまなタイプがあり、学校ごとのカラーも違います。学校生活にあまりエネルギーを要しない学校（自分の体力や学力に合った学校、興味があることに取り組める学校）を選択すれば、十分やっていける可能性があるのです。さらに、新入学は誰もが同じスタートラインに立てますから、対人関係に自信がない子どもでも集団に入るハードルはずいぶん低くなります。

不登校状態を経て高校に入学する場合、選択する学校は、全日制であって

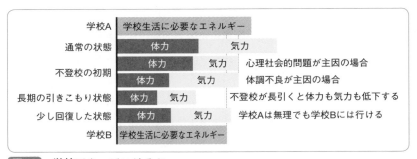

図 16　学校でやっていけるか

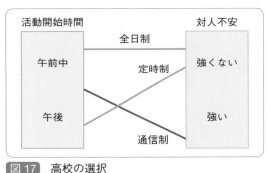

図 17　高校の選択

もできるだけ少人数で，不登校の子どもの状態を理解し，それを受け入れて
いこうという意思のある学校を選んだほうがよいでしょう。比較的体力があ
り，対人面の不安もそれほどない子どもで，午前中から活動が可能であれば
全日制高校を，どうしても午後からしか活動できなければ定時制高校（夜間）
を，体力的に不安があれば通学日数が多いタイプの通信制高校を，対人面の
不安が強ければ通学日数が少ないタイプの通信制高校を選択するのが妥当で
す（図 17）。ただし，子どもの体力（体調）と気力（対人関係の自信の回復
度）をみて，子どもの状態に合った学校を選択したとしても，実際に続けら
れるかどうかの予測は困難です。学校生活が順調に送れるかどうかは，子ど
も自身の問題だけではなく，学校で子どもを取り巻く友だちやクラスメイト
の雰囲気に大きく影響されるからです。

❽ 復帰期②（高校における進路変更）

　復帰期は，学校（社会）復帰ができているようでもこころのエネルギーの

回復は十分ではなく，注意が必要な時期です。そのため，高校入学で再スタートできたように見えても，まだリハビリテーションの段階だということを忘れてはなりません。

　高校入学後，子どもの状態と高校の体制のミスマッチが大きければ，1ヵ月程度で登校できなくなります。大きなミスマッチではないが，少しずつエネルギーが不足していくときには，1〜2年かけて登校できなくなることもあります。高校では，登校できないと留年になるという大きな障壁があり，未熟・回避型でエネルギーの低下が軽度の子どもであれば，それが適度な刺激となって登校が継続できる場合もありますが，適応反応型の子どもは，ミスマッチを埋めようと無理を重ね，自身のプライドと家族の期待に押しつぶされそうになりながら，身もこころもすり減らしてしまいます。追加の課題や補講を重ねて卒業までなんとかたどり着けたとしても，そうやってギリギリの状態で，充実感のないまま卒業するのが子どもにとってよいことなのかどうかは考えなければなりません。価値観はそれぞれですので，なにが正しいかは一概にはいえませんが，どこかで「このまま続けていたらダメになる」と割り切り，通信制高校に転校するのも重要な決断です。実際，全日制高校で体調不良に悩まされていた子どもが，通信制高校に転校してしばらくすると，ずいぶん元気になるケースは多いものです。通信制高校の課題を着実にこなし，体調が改善してからアルバイトなどを始めれば，よい社会経験にもなり，「自分なりにやり遂げた」という自己肯定感の向上にも寄与します。

❾ 復帰期③（学校卒業後）

　不登校の子どもへの対応において目標となるのは再登校ではありません。子どもが基本的な安心感や自己肯定感を回復（あるいは獲得）し，大人になったとき，社会のなかで自立して生活できるようになることです。中学時代に不登校だったとしても，高校には通常どおり登校し，大学や専門学校に進学する，あるいは就職ができれば，治療者としての関わりは一応ゴールと考えてもよいでしょう。高校でうまくいかずに退学したとしても，アルバイトにしっかり取り組めるようであれば，将来的には正社員として仕事を続けることができるはずです。学校における人間関係は特殊であり，学校で適応できなかったからといって，仕事場での人間関係が営めないわけではないからです。コミュニケーションに自信がなくても，最低限の人間関係が保て，与え

られた仕事に責任を持って取り組むことができる人であれば，社会のなかで仕事は続けていけるのです。

　発達特性や不安の強さ，精神疾患などによって通常の就労が困難と考えられる場合には，就労支援事業の利用など，福祉的就労の手段があります。ただし，その利用には障害者手帳の取得が必要です（表13 ⇒ p69）。療育手帳は知的発達症（知的障害）の証明として発行されるもの，精神障害者保健福祉手帳は知的障害を伴わない神経発達症や，精神疾患の証明として発行されるものです。知的障害がある子どもは高校進学に特別支援学校高等部を選択することも多く，進学にあたって療育手帳の取得が求められるため，療育手帳は必要であれば遅くとも中学生の間までには取得するようにし，精神障害者保健福祉手帳は就労支援事業の利用に際して必要となるため，高校生の間に「一般就労が可能かどうか」の判断を行い，難しそうであれば取得をすすめるようにします。

　このような制度は，それぞれの個人が自分の状態に合わせて社会のなかで生きていけることを目標に作られています。「できないことはできないこととして理解してもらいながら，自分ができる努力は続け，無理をしすぎずに生活する」というのは，すべての人にとって共通の生きる目標であり，個人による違いは「なにができないか，どのくらいなら努力できるか」という点だけです。通常よりも配慮が必要であれば手帳をとればよく，特段の配慮が必要でなければ手帳もいらないということになります。「特性＝手帳」ではないということです。

タイプに応じた関わり

❶ 適応反応（内因主体）型

　たとえば，神経発達症があり配慮を受けながら学校生活を送ってきたが，学年が上がっていくとどうしても適応が難しくなり不登校に陥ってしまった子ども，重篤な身体疾患（悪性疾患など）や精神疾患（統合失調症など）のために登校が困難になってしまった子どもがこれにあたります。その場合「通常の学校生活，学校への適応は難しいかもしれない」という周囲の理解が必要です。「障害があるからこそ頑張らせないと」という思いが子どもを追い込んでしまうので注意します。知的障害を持つ子どもが通常学級のなかで勉

強がわからず苦しんだり，友だち関係についていけなくなり，つらい思いをしたりしながら徐々に不登校になるケースはしばしばあり，ギリギリの状態で学校生活を続けていた子どもは，風邪で数日休んだり，課題ができなかったりしたことから不登校に陥ってしまいます。そのような子どもが特別支援学級に移ったり，高校から特別支援学校に行ったりすると，見違えるように元気になる場合もあります。しかし，特別支援の利用は子どもの納得があってはじめて有効に機能するものであり，納得しないまま特別支援学校に進学すると，子どものプライドを傷つけ，結局は退学したり，卒業後，通常の高校に行き直したりすることになってしまいます。

❷ 適応反応（外因主体）型

ひどいいじめなど，学校に行けば子どもがひどく傷つく状況があれば，「いじめに負けず，頑張って登校しなさい」とすすめるのは非常に危険です。そのような行為は，子どもを心理的にも追い詰めてしまいます。自分の力ではどうにもならないような状況からは回避させ，まずは家族と学校の間で協議し，環境調整を図ることが必要です。それがうまくいけば，子どもを安心させたのち，少しずつ再登校をすすめていくようにします。しかし，どれだけ環境を整えても，傷ついた子どもはなかなか動けません。いじめられた経験は，これまで「自分は周囲から受け入れられる」と感じていた子どもの基本的な安心感を傷つけ，「自分は周囲からどう思われているのか？」「自分の周りは敵ばかりかもしれない」という不安を生じさせてしまうからです。そんな状況で，表面上環境が整ったからといって登校が再開できるわけがありません。転校しても登校再開できないことが多いのはそのためです。指導者の目の行き届く少人数の集団への参加から再開し，人間関係における「よい経験」を重ねながら，少しずつ基本的な安心感を回復させていく働きかけが必要です。

❸ 適応反応（過剰適応）型

このタイプの子どもは「頑張ること，努力すること」の大切さと，それによる達成感・充実感を知っています。むしろ，頑張りすぎで疲れてしまうのです。そのため，まずはしっかりと休ませたうえで，再び動き出すのを待つことが大切です。つい頑張りすぎてしまうのは，子どものどこかに「頑張っている自分でないと自分は認めてもらえないのではないか」という思い（基

本的な安心感の揺らぎ）があるからです。周囲が子どもを信じて待つことで，子どもは「こんな自分でもいいんだ」という安心感を持てるようになります。ただし，エネルギーの充填には時間がかかることを知っておかなければなりません。「このままで本当に大丈夫なのか？」と不安になるときもありますが，途中で周囲があせって登校をうながしても，基本的な安心感を低下させることにしかなりません。これまで順調に成長してきたように見えるからこそ，家族は「できればみんなと同じように」とあせってしまいますが，むしろレールから外れることが，こういう子どもにおいては成長につながる場合も多いのです。ただし，「ひたすら待つ」のではなく，時期を見て刺激をすることも必要です。エネルギーが充填されてきたら動き始めることも大切なのですが，長い期間社会に関わらないと，どうやって関わればよいかがわからなくなり，動き出すきっかけ自体もつかめなくなるからです。子どものつらさを認め，きっといつかは動き始めると信じて待つことが先決ですが，十分に元気になれば「このままではいけない」という一言を入れていきます。

❹ 未熟・回避（外向）型

　このタイプの子どもが学校生活のルールに乗らないのは，「自分は学校内で受け入れられていない，理解してもらえていない」という思いがあるからです。外で活動できるだけのエネルギーはあるということですが，行動が刹那的で将来への見通しや計画性が甘いという点で，エネルギーは決して高くないと考える必要があります。このようなこころのエネルギーの低下には，これまで周囲から受け入れられ，認められてこなかったことによる基本的な安心感の未成熟が関係しています。それには，子ども自身の特性（神経発達症など）が関係している場合もあれば，家庭環境（養育上の問題）が関係している場合もあるでしょう。いずれにせよ，現在見られる子どもの行動を，単に問題行動としてのみとらえるのではなく，そうならざるを得ない背景を理解しようとしなければなりません。そのうえで，問題行動に対しては毅然と対応しながらも，学校のなかに居場所を与え，学校という社会で認められる経験を重ねていくことが大切です。しかし，社会的逸脱が激しく学校や医療の場だけで手に負えない場合には，児童相談所や警察に相談することも必要になります。

❺ 未熟・回避（内向）型

　このタイプの子どもは自己肯定感が未成熟な状態にあり、「努力してなにかを達成する喜び」を知らないことが、根底にある大きな問題です。自己肯定感が低い子どもは「どうせなにをやっても無駄だから」といって努力（頑張ること）をしなくなり、さらに成長の機会を失ってしまいます。その繰り返しでこころのエネルギーが低下し、ますます意欲が失われていくのです。そのため、このような子どもが不登校に陥ったとき、ただ黙って見守っていても、決して動くようにはなりません。しかし、厳しく叱責したところで目の前からいなくなる（次回から受診に来なくなる）だけです。少しずつでも目標を持たせ、手助けしながら達成感を味わってもらうことが大切です。そのような働きかけを続けるためにも、できるだけ休ませず、少しずつでも登校をうながす努力が必要となります。一度動かなくなってしまったものを再び動かすのは非常に困難です。このような子どもには、相手の話題に合わせながら、少しずつでも「人としてどう生きなければならないか」ということを考えさせていくようにします。根気強くつきあって仲良くなりながらどこかで「このままではいけない」と考えるきっかけを与えていくのです。根気強い関わりが必要です。

❖ 不登校と関連しやすい身体疾患

起立性調節障害（orthostatic dysregulation：OD）

❶ 疾患の概要

　立ちくらみ、めまい、頭痛、嘔気、朝なかなか起きられない、全身倦怠感などを主症状とする、いわゆる思春期の自律神経失調状態です。循環器系の自律神経機能異常を基盤としており、起立時に全身（あるいは脳）の血流が低下するのが症状の主要因だといわれています。慢性化すると、活動性の低下から筋力が低下して、立ちくらみやめまい、全身倦怠感などの症状が増強し、朝起きられないことによって睡眠−覚醒リズムの乱れが生じるため、単に循環器系のみならず、自律神経のさまざまな部分の機能不全が出現します。急激な身長の伸びなど、身体が変化し始める前思春期〜思春期に増加し、男児よりも女児に多く見られます。季節的には春から夏にかけての気温が上昇

表 19　起立性調節障害の症状

1. 立ちくらみやめまい
2. 起立時の気分不良や失神
3. 入浴時や嫌なことで気分不良となる
4. 動悸や息切れ
5. 朝なかなか起きられず午前中調子が悪い
6. 顔色が青白い
7. 食欲不振
8. 腹痛
9. 全身倦怠感
10. 頭痛
11. 乗り物酔い

（日本小児心身医学会編：小児起立性調節障害診断・ガイドライン．小児心身医学会ガイドライン集−日常診療に活かす5つのガイドライン改訂第2版．南江堂，東京，p63，2015より許諾を得て一部改変し転載）

していく時期に増加し，天気が悪い日に症状が増悪するなど，気候・天候の影響を受けやすい疾患です。感染や疲労，睡眠不足などが増悪因子となりやすく，「最近なんとなく調子が悪かったが，部活で熱中症になり倒れたあとからまったく動けなくなった」というようなことが起こります。

　軽症であれば生活指導や血管収縮薬の使用によって数ヵ月で改善し，それほど大きな問題は生じませんが，中等症〜重症ではなかなか症状が軽減せず，微熱や食欲不振，慢性疲労，睡眠障害（生活リズムの乱れ），抑うつ状態を呈することで不登校の引き金となります。逆に，なんらかの要因で不登校に陥り，活動性が低下することで本疾患を発症し，体調が悪くなるためさらに登校が難しくなる場合があるなど不登校との関連が強い疾患です。

❷ 診断と検査

　診断は，症状の確認と起立試験によって行います。表19に示す11症状のうち3項目以上の存在から本疾患を疑い，循環器系の機能不全を起立試験（ODテスト）によって確認します。起立試験は日本小児心身医学会が推奨している「新起立試験」が有用で，これは通常の血圧計を用いて「起立後血圧回復時間」を測定する方法です（詳細は小児心身医学会ガイドライン集を参照）。安静臥床から立ち上がると血圧は一時的にかならず低下しますが，通常では10〜15秒程度で元の値に戻ります。この回復にかかる時間が起立後血圧回復時間です。起立後血圧回復時間が25秒以上のものを起立直後性

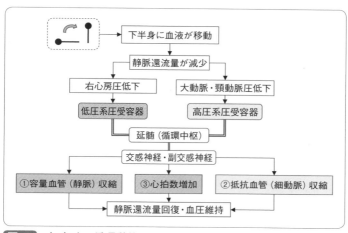

図 18 起立時の循環動態

低血圧 (instantaneous orthostatic hypotension: INOH) といい，立位を続けると徐々に血圧が低下するものを遷延性起立性低血圧といいます。また，血圧は下がらないのに脈拍が極端に増加（35/min 以上増加，あるいは起立時脈拍が 115/min 以上）するものを体位性頻脈症候群（postural tachycardia syndrome: POTS）といいます。起立時の一時的な血圧低下は圧受容器を通じて循環中枢に伝わり，そこから自律神経を介して①静脈系の収縮（静脈還流量の回復），②動脈系の収縮（血管抵抗の増加），③心拍数の増加が起こり，血圧が回復します（図 18）。このとき，①が障害され静脈還流量が減少すれば，心拍出量を維持しようと③が過剰になります。その状態が体位性頻脈症候群です。加えて②まで障害されれば血圧自体が低下するため，起立直後性低血圧や遷延性起立性低血圧となります。起立試験は通常 10 分間起立させますが，状態が悪い子どもは 10 分以内に血圧が低下して，冷汗，顔面蒼白，気分不良などをきたし，検査自体を中断せざるを得なくなることもあります。このような血圧低下が徐々にではなく前ぶれなく生じ，意識消失をきたすのが血管迷走神経性失神です。その他，起立性調節障害には，血圧の変動はなくても脳血流のみ低下しているタイプもあるといわれていますが，通常の血圧計では判定できません。なお，新起立試験は若干の熟練が必要な検査法ですが，最近は，起立後血圧回復時間を自動で測定する機能が付

いた血圧計（ケンツメディコ社製：水銀レス自動血圧計 KM-385OD）も販売されています。

　しばしば，家庭で血圧を測定し「起立性調節障害といわれているが，血圧は低くないので違うのではないか」と訴える家族がいます。しかし，起立性調節障害は血圧が低いという病態ではなく，体位変換に伴う血圧の変動が起こる疾患ですので，血圧の値は関係ありません。ただし，収縮期血圧が80mmHgを切るようであれば，全身倦怠感と低血圧の関連を疑います。また，脈拍数が安静臥床にもかかわらず90〜100/min程度の頻脈を呈しているときには，強い身体的疲労との関連が疑われます。なお，起立性調節障害を疑う場合，鑑別診断として鉄欠乏性貧血や甲状腺機能亢進症のチェックも必要です。

❸ 治療

　起立性調節障害の治療は，①生活指導と薬物治療，②環境調整，③心理的支援の3段階で行われます。身体疾患としての起立性調節障害の治療は①，生活リズムの乱れを合併し学校への行きづらさがみられれば①＋②，本格的な不登校状態に陥れば①＋②＋③が必要です。

　身体面の治療として欠かせないのは生活指導で，水分と塩分をしっかり摂取すること，暑いところに長時間いたり，じっと立っていたりするなど症状を悪化させる状況を避けること，動かず横になっている時間を短くすること，体力的に無理をしすぎないことが要点です。

　水分は，体重に応じた維持水分量（1日の必要水分量）をきちんと摂取するよう指導します。これは体重40kgの子どもでおおよそ2Lです。通常，このうち半分は食事に含まれる水分として摂取していますから，残りの1Lを飲み物として摂取することが必要です。ただし，朝が起きられず朝食が摂取できない子どもは，食事からの水分摂取が想定より少ない可能性があるため，多めの1.5L程度を目標とします。「朝食が食べられなかった日は，午前中のうちに経口補水液やスポーツドリンクのペットボトルを1本（500mL）飲みなさい」と指導するとよいでしょう。塩分摂取に関しては，塩分摂取基準が引き下げられている昨今，「塩分を多めに摂りなさい」と指導するのには抵抗があるかもしれませんが，食事摂取量が少ない子どもや薄味好みの子どもには，一般に推奨されている塩分摂取量を少し超える程度を目安に，積

極的に塩分を摂取するようすすめます。

　薬物治療としては，血管の収縮をうながすために，交感神経α刺激薬である塩酸ミドドリンがよく用いられます。起床時と寝る前の投与が基本ですが，朝，目が覚めて頭を上げると頭痛がするタイプの子どもには，ベッド上で頭を上げずに服用させ，しばらくしてから起き上がるよう指示します。そのときは口腔内溶解錠が便利です。就寝前の投与が朝の目覚めをよくする場合もあります。慢性に経過する症状には漢方薬を試してみるのもよいでしょう。めまいや立ちくらみとともに顔が上気するように訴えるときは苓桂朮甘湯（りょうけいじゅつかんとう）を，頭痛が目立つ場合には五苓散（ごれいさん）を使用します。五苓散は体内の水分バランスを調整する作用があるといわれており，頭痛だけでなく嘔気にも有効です。その他，微熱や食欲不振など慢性疲労，消耗状態を呈するものには補中益気湯（ほちゅうえっきとう）などの補剤を，肩こりや手足の冷えなどを呈するものには当帰芍薬散（とうきしゃくやくさん），加味逍遙散（かみしょうようさん），桂枝茯苓丸（けいしぶくりょうがん）などの駆瘀血剤（くおけつざい）を用います。

　身体的治療を行っても症状が十分にコントロールできず，学校を遅刻しがちになるなど不登校の兆しがみられてくれば，学校に子どもの状態を説明し，理解を得ることが必要になります。起立性調節障害はとくに朝から午前中にかけての症状が強いため，学校はどうしても遅刻しがちになり，午前中は頭を上げておくのさえきつい場合があります。座って授業を聞いているだけで徐々に血圧が低下し気分が悪くなることもあるのです。学校の先生がそのことを理解していないと，「ふざけている」「不真面目だ」と叱責され，さらに登校する気がなくなってしまいます。そのため，学校に対して起立性調節障害の説明を行い，理解を得ることが大切です。また，必要に応じて保健室登校を認めるよう要請します。学校によっては「保健室の利用は1時間まで」などと制限していることがあるため，特例を認めてもらうだけでも子どもは登校しやすくなります。学校を休んでしまうのではなく，午後から保健室登校をするだけでも活動性を上げることにつながり，症状の悪化を避けることができるのです。もちろん，このような病態理解は家族にも必要で，家庭や学校が子どもの状態を理解し，過度に追い詰めないことが状態の改善につながります。過度の昼夜逆転を避け，適切な食事を提供しながら，子どもが一定の活動性を保てるように見守る姿勢が大切です。治療の第2段階である環境調整とはこのような対応のことです。なお，最近は共働き家庭やひとり親

家庭も多く，学校を休んでいると1人で家にいることになり，刺激が少ない
なかダラダラと生活して症状が進行してしまうことがあります。家庭にいる
とどんどん状態が悪化するときには，生活環境を整えるために入院治療が必
要になる場合もあります。

　起立性調節障害は専門家間でコンセンサスが得られている身体的治療があ
るものの，それが確実な効果を示すものではありません。そのため，子ども
によっては慢性化し，不登校が長期化してしまう場合があります。そうなる
と子どもは「自分はどうなってしまうのか」と不安になり，将来への希望が
持てずに抑うつ的になってしまいます。そんなとき医師は，根気強く身体的
治療を行いながら，家族とともに回復を「待つ」しかありません。「なかな
か元気にしてあげることはできないけれど，基本的には身体の成長・変化に
関係するものなので，数年かかることはあっても身体ができあがってくれば
かならず改善するから」と，子どもが意欲を失わないよう言葉かけを続けま
す。第3段階の心理的支援とは，このような対応です。

　なかなか状態が改善しないと，家族はしばしば「劇的に治る方法がないの
か」とネットなどで情報を検索します。医師でさえも特別な方法を求めてし
まいたくなることがあります。しかし，起立性調節障害に対して特効薬のよ
うな治療法はありません。最近は，サプリメントや整体療法など，さまざま
な治療がネット上では宣伝されていますが，科学的に効果が証明されている
ものはないという正確な情報を伝えていくことも必要です。

❹ 経過と予後

　軽症のものは数ヵ月で改善しますが，症状は季節によっても変動するため，
1年後の同じ時期になると調子を崩すこともあります。本格的な不登校状態
に陥ると学校にすんなり戻ることは難しくなりますが，遅刻しながらでも登
校が続けられれば，中学生であれば高校進学を機に学校復帰を果たすことが
できます。そのとき，午前中から活動できるのであれば全日制高校にも進学
可能ですが，午後からしか活動ができなければ定時制高校（夜間）がよいで
しょう。最近は，昼からのコースを設けた学校もあります。全日制高校を狙
う場合も，登校に時間がかかり朝早くから活動しなければならない学校や，
早朝補習がある学校，課題が多く睡眠時間を削らなければならないような学
校の選択はすすめられません。高校入学は新たなスタートとして心理的には

リセットできますが，高校生になったからといって身体の状態が急に改善するわけではないからです。体力に見合った学校に進学すれば，1年次は休み休みの登校でも，2年，3年と進級するたびに身体が慣れて，学校生活の流れに乗れるようになります。しかし，体力的に無理のある学校に進学すると，結局は身体がついていかず，体調が悪化して1〜2ヵ月で登校できなくなることが多いようです。

　進学した高校でうまくいかなくても，通信制高校に転学すれば高校の学習が続けられるため，あきらめずに高校卒業資格の取得をめざし，卒業を機にステップアップを考えます。大学や専門学校の夜間部に進学したり，昼からできる仕事に就いたりしながら，20歳を超える頃には身体的にもずいぶん安定し，朝からの活動もできるようになります。一生，夜しか活動できないわけではないのです。ただし，自分の状態をなかなか受け入れられず，無理な環境に身を置くことが続くと，徐々に気持ちが擦り切れて抑うつが増強していきます。「自分の状態を受け入れ，できることを続けられる」ように誘導していけるかどうかが起立性調節障害の子どもの人生を左右するともいえるのです。

生活リズムの乱れ（概日リズム睡眠−覚醒障害）

❶ 疾患の概要

　思春期の子どもは放っておくと宵っ張りの朝寝坊になってしまうのが常で，それでもかろうじて朝起きるのは，起きてしなければならないことがあるからです。そのため，不登校状態に陥って朝から活動する目的がなくなると，多くの思春期の子どもは生活リズムに乱れが生じます。また，起立性調節障害によって朝が起きられなくなることから夜が眠れなくなる場合もあります。

　リズムの乱れやすさには個人差があり，なかなか乱れない子どももいれば，短期間で昼夜逆転してしまう子どももいます。午前中のうちに目が覚め，夜も深夜のうちに眠れる程度ならば，思春期の子どもにとってはある意味自然で大きな問題は生じませんが，明け方に眠って夕方に目が覚めるような状態になると，人は情緒不安定になることが多いため，極端な昼夜逆転を続けるのは避けたほうがよいでしょう。

　生活リズムの乱れが頑固で修正が難しい場合は，生体時計の機能不全によって睡眠覚醒のリズムが障害されている病的状態であると考えられます。それを「概日リズム睡眠−覚醒障害」といい，宵っ張りの朝寝坊が習慣化したものを睡眠相後退型，毎日少しずつリズムがずれていくものを非24時間睡眠−覚醒型，就寝時間と起床時間がまったくバラバラになっているものを不規則睡眠−覚醒型といいます。

【生体時計とメラトニン】

　人の脳内には，視交叉上核に「生体時計」が存在するといわれています。人の生体時計は約25時間を1サイクルとしており，それを毎朝，網膜から入る光でリセットしながら1日24時間のリズムを維持しています。そのため，まったく光の入らない洞窟などで生活すると，約25時間周期の生活となり，地球の自転に伴う1日のリズムからは1日あたり約1時間ずつずれていくのです。朝の光によって生体時計がリセットされた約14〜16時間後に松果体からメラトニン（表20）が放出され，それによって人は睡眠のリズムに入ります。つまり，生活リズムの維持には，朝から光を浴びることが欠かせないということです。光を浴びるといっても部屋の電気をつける程度（300〜500ルクス）では意味がなく，カーテンを開け，外の光を取り入れるか，外に出ることが必要です（日中は曇天時でも10,000ルクス以上の照度があります）。

　このような生体時計の性質を利用し，人工的な光を用いて生活リズムを整える治療として「高照度光療法」があります。これは人工的な高照度光(2,500ルクス以上）を起床時に浴びるもので，深部体温が最低点から上昇に転じる早朝に高照度光を与えると生体時計の位相が前進することを利用し，高照度光によって遅れた睡眠相を前進させることを目的としています。効果がある場合には1〜2週間で変化がみられますが，3週間以上経過してもほとんど

表20　メラトニンの作用

1. メラトニンを午後から夕方にかけて投与すると生体時計の位相が前進する。1〜3mgを実際に入眠できる時刻（前夜入眠した時刻）の3〜5時間前に投与するとよい。
2. 夜間入眠前のメラトニン投与は直接催眠効果がある。就寝前に1〜3mgを投与することで，効果が高く，高揚などの副作用のない睡眠導入薬として使用することができる。

効果がない場合には中止します。しかし，このような機器を用いるより「朝起きたらカーテンを開けて光を取り入れよう。いったんベランダに出て光を浴びよう」と指導するのが現実的です。たとえ起きるのが昼頃だったとしても，「起きたらいったん外に出て光を浴びる」という習慣をつけさせることが，生活リズムを保つためには重要なのです。

【生活リズムの乱れとゲーム・ネット依存】

「夜通しゲームをしたりスマホを見たりして眠らないので，朝が起きられずに不登校になる」「不登校になるとゲームばかりして昼夜逆転し，さらに状態が悪くなる」など，ゲームやインターネットへの依存と生活リズムの乱れは密接に結びついています。画面の明るさやブルーライトの問題が指摘されていますが，なにかにハマって抜け出せなくなると，どうしても夜更かしになり，それが続くと生活リズムが乱れてくるのは当然です。「子どもがゲーム依存症で困っている」といって相談に来る家族は多いのですが，本当の依存症（addiction）に陥っている子どもがそれほど多いわけではありません。不登校の子どもはこころのエネルギーが低下しており，ゲームくらいしかできない状態になっています。学校に行けないつらさをゲームにハマることで紛らわしている面もあり，そのゲームを取り上げられようとすると，怒って暴れてしまうのは仕方のないことだともいえます。そのような状態でゲームから離れられないのが，すべて依存症だというわけではありません。子どものつらさを理解しようとせず，無理やりゲームを取り上げようとすると反発されるでしょうが，「夜通しゲームをして昼夜逆転がひどくなるのは，こころにも身体にもよくない」と根気強く説明・説得し，時間制限を設けることができれば，まだ改善の余地があるといえます。時間制限は，①通常なら学校に行っている時間帯はゲームをしない，②寝ようとする時刻の2時間前（無理なら1時間前）にはゲームをやめる，を目標としますが，①が難しい場合は，昼夜逆転を悪化させないために，せめて②だけは守らせるようにします。そのとき，ゲーム機やスマホを子ども自身に管理させて守れるわけがありません。禁止時間は家族がしっかり預かって管理すること，他の家族も扱わないことが原則です。

発達特性を持つ子どもは自己コントロール力が弱いため，とくにゲーム・ネット依存に陥りやすいといわれています。それを防止するためには，ゲー

ム機やスマホをはじめて買い与えるときから，使用における明確なルールを設けておくことが大切です。依存症になってから，あとづけでルールを設けて守らせるのは困難であり，「依存症への有効な手立ては予防しかない」と考えておいたほうがよいでしょう。

❷ 治療

　不眠は人を不安にするため「眠れなくて困る」という訴えがあれば，薬物治療を考慮します。しかし，子どもに対して安全に使用できる薬物は少なく，いわゆる睡眠導入薬を用いると逆に興奮（脱抑制）してしまう場合もあるため注意が必要です。保険適用外ではありますが，薬物治療の第1選択としては，メラトニン受容体アゴニストであるラメルテオンを使用します。これは睡眠リズムを整える目的として，寝たいと思う時刻の3時間ほど前を目標に，できるだけ毎日，同じくらいの時刻に服用するのが基本です。1錠使用すると朝からもずっと眠気が残ることがあるため，そのときには0.5錠，0.25錠と減量します。ラメルテオンだけではなかなか寝つけない場合は，オレキシン受容体拮抗薬であるスボレキサント10〜20mgを就寝時に追加します。これに，抗うつ薬である塩酸トラゾドンを併用すると，睡眠深度を深め，熟眠感を得ることができます。なお，2020年（令和2年）3月，メラトニンが発達障害（神経発達症）の子どもの入眠困難治療薬として承認されました。今後は子どもの睡眠障害に対して，メラトニンの活用が進んでいくと思われます。

　夜にぐっすり眠るためには昼間に十分活動することが必要で，日中室内で寝たり起きたりの生活をしていれば睡眠の質があがらないのは当然です。しっかり眠れなければ，通常よりも長い睡眠時間が必要になりますから，さらに朝は起きづらくなります。そのため，生活リズムが乱れた子どもに通常の早寝早起きを求めるのは難しく，まずは「昼前には起きて活動しよう」というのが適度な目標となります（⇒ p78）。

　睡眠の質を上げるためには，就寝に向けての環境設定も大切です。寝室が静かな暗い環境になっているか，ゲーム機やスマホを布団に持ち込んでいないかなどを再度確認します。ときおり，就寝前にお茶やコーヒー，コーラなどカフェインの入った飲み物を摂取している子どもがいるため注意が必要です。年少児で生活リズムが乱れている子どものなかには，親の仕事が夜なの

で，帰宅するのを待っていたら就寝時刻が遅くなってしまう，親が帰ってきたら目を覚ましてひとしきり遊ぶので夜がしっかり眠れないなど，家族全体の生活リズムが関わっていることがあります。仕事が替えられればよいのですが，難しいときには家族と話し合って工夫できるところを見つけていくしかありません。しかし，家庭環境の問題が大きい場合は，施設入所などの対応が必要になることもあります。

【朝，目が覚めないのはどうしてか】

十分睡眠はとれているようでも，朝なかなか目が覚めない子どもがいます。睡眠の質が悪いために長時間寝ても起きられない，もともと通常よりも長時間の睡眠が必要（長時間睡眠者），起立性調節障害が関係しているなどさまざまな理由が考えられますが，いくら揺すっても声をかけても叩いてもびくともしないのは，「朝から起きると学校に行かなければならない，その現実に向き合いたくない」という思いが関係している可能性があります。学校以外の用事で起きなければならないときには起きられるのであればなおさらです。このような子どもは，たとえば入院させれば翌日からすんなり起きて活動することができます。しかし，家に帰ればまた起きられなくなるのです。このような状態は，解離（⇒ p143）と考えれば理解できます。それほど学校に向かうのがつらいということです。そのようなときには無理に朝起こそうとせず，起きられる時間から，学校にこだわらず活動できる場所を探します。また，自分に合った学校に行けば朝からでもすんなり起きられるようになるものなので，希望を持って進学するよう伝えます。

ただし，このような子どもは，その後も困難な状況に直面すると再び起きられなくなることがあります。子ども自身が成長し，ストレスをうまくかわせるようにならないと，解離反応は消失しないということです。繰り返す場合には，「どうして起きられなくなるのだろう？」と問いかけ，無理をしている自分，ストレスを抱えやすい自分への気づきをすすめ，どう生きていけばよいのかを考えさせながら，少しずつ成長をうながすことが必要です。

慢性機能性頭痛

❶ 疾患の概要

子どもに多く見られる慢性機能性頭痛としては，片頭痛，緊張型頭痛，お

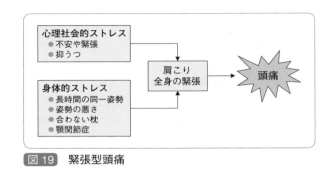

図 19　緊張型頭痛

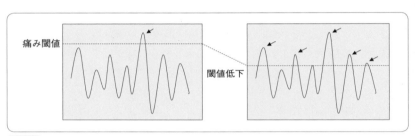

図 20　痛み閾値の低下と症状の増強
症状の持続によって不安が強まり，痛み閾値が低下することで症状の頻度・程度ともに増強する。
（小柳憲司：心身医療をすべての子どもたちに．日本小児科学会雑誌，118：455-461，2014 より許諾を得て一部改変し転載）

および起立性調節障害に伴う頭痛があり，これらが単独で存在することもあれば，複合して存在することもあります。片頭痛は，さまざまな刺激によって起こる頭部の血管収縮に続く拡張に伴い，三叉神経が刺激されて痛み物質を放出し，さらなる血管拡張と炎症が生じて痛みとして認識されるもの（三叉神経血管仮説），緊張型頭痛は，図 19 に示すような心理的・身体的緊張に伴って生じるものだといわれています。いずれも慢性に経過しやすく，頭痛体験を繰り返すことで症状へのとらわれが増強するため心身症化しやすい疾患です。なお，頭痛が慢性化し，1 日 4 時間以上の頭痛が月のうち 15 日以上，3 ヵ月以上持続するものを「慢性連日性頭痛」といい，このような状態になると頭痛のために活動が大きく制限され，不登校状態にも陥りやすくなります。痛みは慢性化すればするほど不安に伴い痛みを感じる閾値が低下し，痛みの頻度も程度も増強するため，このような状態に陥ってしまうのです（図20）。

表21　片頭痛と緊張型頭痛

	片頭痛	緊張型頭痛
性質	拍動痛（ズキンズキン，ガンガン）が中心 増強時には持続性の痛みとなる ときに嘔気・嘔吐を伴う	圧迫感，頭重感が中心 拍動性はないが，軽いズキズキ感を伴う場合がある 後頭部〜首筋にかけての痛みで，多くは両側性
持続	4〜72時間	徐々に始まりダラダラ続く 1週間以上続く場合もある
程度	日常生活が続けられない痛み	日常生活は妨げられない
特徴	20%程度に前兆を認める 階段の昇降など日常動作によって増悪する マッサージや入浴で増悪する 発作中は光や音に過敏になる	肩こりや顎関節症を伴う（ただし，片頭痛でも肩こりを伴うことは多い） 片頭痛発作のきっかけとなる場合もある 頭痛の原因の7〜8割を占める

❷ 診断と検査

　頭痛の訴えで受診した場合，まずは命に関わるものかどうか（脳腫瘍や出血などの有無）の検討が必要です。ただし，器質的疾患に伴う頭痛は痛みが固定的かつ進行性で，頭痛以外の神経学的症状（麻痺や視野欠損など）を伴うことが多く，痛みが変動性で全身状態が悪くない場合には機能性頭痛であることがほとんどです。頭痛の診断にとってもっとも大切なのは詳しい問診であり，基本的には「1日のうちいつ頃，どのくらいの，どのような痛みがあるのか，発症から痛みはだんだん増強しているのか，変わらないのか」をきちんと問診することで，危険な頭痛かどうか，どのタイプの頭痛なのかはおおよそ判別できます（表21）。しかし，実臨床では見逃しを防ぐ意味でも頭部CT（MRI）検査を行うことが多いようです。頭痛以外に立ちくらみやめまいなどの起立不耐症状がある場合には起立試験を行います。また，副鼻腔炎や眼科疾患の関連をチェックするため，耳鼻科や眼科に紹介することもあります。なお，経過中徐々に症状が増強したり，他の神経症状が出現したりするようなら再検査が必要です。

❸ 治療

　頭痛発作時には鎮痛薬の頓服を行います。子どもに安全に使えるのはアセトアミノフェン，イブプロフェンのみですが，15歳以上はロキソプロフェン

なども使用可能です。ただし，鎮痛薬の頻用は薬剤乱用頭痛を引き起こすことにつながるため，基本的には月に10回までとします。片頭痛発作であれば，保険適用外ではありますがトリプタン製剤の使用も検討します。点鼻薬のあるコハク酸スマトリプタンや，口腔内溶解錠のあるゾルミトリプタン，リザトリプタンが臨床上は使いやすいでしょう。

　しかし，頭痛の治療として，より大切なのは予防です。片頭痛の場合には，塩酸シプロヘプタジン，塩酸アミトリプチリン，バルプロ酸ナトリウム，プロプラノロールが予防薬として有用です。また，カルシウム拮抗薬の塩酸ロメリジンも用いられます。カルシウム拮抗薬は，片頭痛の第一段階である脳血管の収縮を抑制するため予防的に働くといわれています。緊張型頭痛には，中枢性アドレナリンα2受容体作動薬で筋弛緩作用がある塩酸チザニジンを用います。診察室で軽く肩をマッサージしたり，臨床動作法を用いて肩の緊張をほぐしたりするのも効果的です。ただし，触れる前にはかならず子どもの了解をとり，触れることで逆に緊張する場合には無理に触れないようにします。漢方薬では，痛み自体に効果があるものとして呉茱萸湯や五苓散，身体的緊張をほぐす働きがあるものとして小建中湯があります。

　頭痛は慢性化すればするほど鎮痛薬が効果を示さなくなり，とくに慢性連日性頭痛では鎮痛薬は無効であるといわれています。子どものつらさに寄り添い，予防薬や漢方薬を使用しながら「痛みがあるからなにもできない」ではなく「痛みがあってもできることを続けていこう」という声かけを続けていくことが大切です。

過敏性腸症候群（irritable bowel syndrome：IBS）

❶ 疾患の概要

　腹痛と下痢，便秘を繰り返す機能性腸疾患です。消化器疾患としてはしばしばみられるもので，確定診断のためには炎症性腸疾患など器質的疾患の否定が必要です。成人であれば大腸内視鏡検査を考えますが，子どもが上記症状で受診したとき，全例に大腸内視鏡検査を施行するのは現実的ではありません。便潜血の有無，血液検査による炎症反応の確認を行い，異常が認められなければ過敏性腸症候群として治療を開始し，痛みや下痢などの症状が強く頻度が高い場合には，長期休暇などを利用して大腸内視鏡検査をすすめま

す。症状があっても行動障害や不安が強くなければそれほど心配することはありませんが，この疾患の一部には，非常に不安が強まり外出もできなくなるタイプがあるので注意を要します。また「自分のお尻からガスが出て，後ろに立つ人が臭いといっている」という自己臭妄想を訴える場合もあります。不安が強い子どもでは，症状が消失するのに伴い他の精神症状が出現することもあるので，症状を完全に取ってしまわないほうがよいともいわれています。

❷ 治療

過敏性腸症候群の子どもは食生活や生活リズムに問題がある場合があります。スナック菓子や甘いジュースの継続的な摂取が慢性の下痢につながることや，生活リズムの乱れから食事の時間やバランスが崩れ，それが便通の異常につながっていることがあるので，生活習慣についてしっかり聞き取りを行い，必要に応じて改善を指導します。

薬物治療としては，整腸薬（宮入菌，ビフィズス菌），合成高分子化合物製剤（ポリカルボフィルカルシウム）を基本とし，下痢が中心であれば5-HT3受容体拮抗薬（ラモセトロン塩酸塩）など，便秘が中心であればポリエチレングリコール製剤や酸化マグネシウムなどを便性に合わせて使用します。また，漢方薬では，腹痛と下痢が中心のときには桂枝加芍薬湯を，便秘が中心のときには桂枝加芍薬大黄湯や大建中湯を用います。

外出や公共交通機関の利用，教室での授業への参加などに際して不安が強い場合には，不安を軽減する薬物の使用も検討しますが，子どもへの抗不安薬の使用は，依存や脱抑制（情緒不安定にし，自傷行為などを増やす）の危険があるため注意を要します。ベンゾジアゼピン系薬物はできるだけ用いず，タンドスピロンクエン酸塩やセロトニン再取り込み阻害薬（フルボキサミンマレイン酸塩）を使用するようにします。

外出や公共交通機関の利用をすすめるにあたっては，決してあせらず短距離から開始します。乗客が少ない時間帯に1駅ずつから慣らしていくことが大切です。公共交通機関に乗れないため登校できないようであれば，自家用車での送迎を考慮し，教室に入れないようであれば保健室登校をすすめます。腹痛で授業中トイレに行きたくなる恐怖，腹鳴による恥ずかしさは子どもにとって非常につらいものです。そのつらさを理解し，環境調整によって緩和

できるものは緩和する努力が必要です。教室の席を後ろのドアの近くにして、いつでもトイレに行けるように配慮するだけで不安が軽減される場合もあります。

朝のトイレの時間が長く家族が困るときや、残便感（排便しても便がずっと残っている感じ）が気になるときには、トイレにいる時間や残便感についてモニタリングし、治療のときに検証します。「長時間トイレにこもるのではなく、15分経過したらいったんトイレから出よう」などの取り決めをしていくことも大切です。

【皮膚刺激による内臓痛の軽減（魔法の右手を作る）】

腹痛時、お腹を温めたりさすったりすると痛みが軽減することは、経験的によく知られています。この現象は気のせいではなく、皮膚の温度受容器からの求心性線維と腸を支配する自律神経遠心性線維が同じ脊髄分節で連絡していることによると考えられています。これを「皮膚－内臓反射（viscero-somatic reflex）」といい、その反射を利用することによって腹痛を軽減させることができます。小腸や大腸は脊髄神経 T8 ～ T12 の支配を受けており、これは皮膚分節では臍を中心とした腹部全体にわたります。そのため、腹部に温湿布をしたり、自律訓練法（温感）を行い、温まった手を腹部にあてて「お腹に温かさが伝わっていく」と念じたりする（魔法の右手を作る）ことが服薬以上に有効です。また、触れることは心理的安定にも作用します。子どもでは、親が積極的にお腹をさすってあげることも大切です。「マザーズ・タッチ」は、実は大いに意味のあることなのです。

過換気症候群（hyperventilation syndrome：HVS）

❶ 疾患の概要

発作的・不随意的に起こる過換気によって呼吸性アルカローシスが生じ、空気飢餓感、胸痛などの多彩な症状を呈する疾患です（図21）。激しい運動などによって過換気（過呼吸）状態になると、通常は肺でのガス交換によって動脈血 CO_2 分圧が低下し、呼吸中枢が抑制されるために過換気は徐々に収まっていきます。しかし、情緒不安定な状態になると、呼吸中枢がうまく抑制されずフィードバックが機能しなくなるため、さらなる過換気を引き起こします。過換気に伴う呼吸性アルカローシスは脳血管を収縮させるため、

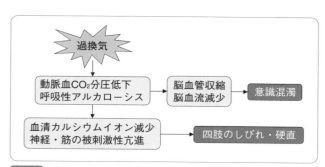

図21 **過換気症候群のメカニズム**

情緒不安定な状態では，動脈血 CO_2 分圧低下に伴う呼吸中枢抑制が正常に機能しないことによって過換気を引き起こす。

脳血流が減少し意識の混濁が起こります。また，血清カルシウムイオンを減少させて神経や筋肉の被刺激性を亢進させることで，四肢のしびれや硬直を引き起こします。運動・発熱などの身体的因子や，不安・怒りなどの心理社会的因子が引き金となりやすく，思春期の女子に多くみられる疾患です。ときおり，過換気を起こすクラスメイトを見ることで自分自身も情緒不安定になり，過換気状態が連鎖的に生じて集団発生を起こします。単発で起こる発作は健康な子どもにもしばしばみられるものであり，とくに問題視することはありませんが，不安が強い子どもでは，短期間に頻回の発作が生じるようになり，対応に苦慮する場合があります。

❷ 治療

以前は過換気症候群ならばペーパーバック法というくらい，紙袋を使って自分の呼気を再呼吸させる方法が用いられていました。しかし，ペーパーバック法を用いて窒息するケースがあることが知られるようになり，最近は推奨されなくなりました。ペーパーバック法も，再呼吸による動脈血 CO_2 分圧上昇が改善に寄与していたのか，単に再呼吸という儀式によって情緒的な安定が得られていたのかはよくわかりません。後者の効果だとすれば，発作時には周囲が慌てず，過換気を起こしている子どもを落ち着かせることがもっとも大切なのだといえます。周囲が慌てて救急搬送を要請することは，初回発作で対応がわからないときにはやむを得ないとはいえ，繰り返す発作ではできるだけ避けます。周囲が騒げば騒ぐほど子どもは情緒不安定になり，発作を増強させるのみならず，発作によって注目を浴びることが，より発作を

繰り返す要因となるからです。

　繰り返す発作では，非発作時に過換気症候群のメカニズムを説明し，腹式呼吸を含むリラクセーション法（⇒ p79）による対処法を指導します。また，子どもと家族，必要に応じて学校の先生や部活のコーチに「一時的に頻発する発作はピークをすぎればかならず収束していく」ことを明確に伝えて安心させます。明らかな心理社会的因子の関与が認められる場合には，それについての話し合いも有効です。子どもに見られる過換気症候群は一部パニック症などの精神疾患と関連することもありますが，多くは予後良好です。

摂食と排泄に関わる問題

6
chapter

摂食障害とその近縁疾患

神経性やせ症 （anorexia nervosa：AN）

❶ 疾患の概要

　神経性やせ症は，やせ願望・肥満恐怖・ボディイメージの障害（自分は肥っているとの思い込み，自己評価への体重の過度の影響）を基礎として，器質的疾患がないにもかかわらず，食欲不振と「やせ」を認めるものです。内分泌機能の低下に伴い，身長の伸びの停止，性的成熟の遅れ（乳房や性器の発達遅延，陰毛が発生しない，女児の場合は無月経あるいは初経の遅れ）がみられます。ダイエットをきっかけに発症することが多いため，患者の多くは女児ですが，男児にも存在します。また，体型を意識し始める小学校中学年以降に発症することが多いようです。ダイエットを始めるきっかけとしては，友だちから体型のことを指摘された，雑誌などを読んで興味を持った，部活のコーチから体重を落とすように指導されたなどが一般的ですが，低年齢では，中学生や高校生の姉がダイエットを始めたので真似をした，生活習慣病の家族がしている食事療法に興味を持ったなど，家族の動きに影響されて生じることもあります。また，胃腸炎に伴う食欲減退をきっかけとする場合もあります。

　ダイエットをした子どものすべてが神経性やせ症を発症するわけではありません。性格的に執着傾向が強く，完璧主義な子どもがダイエットをすると，意思の力が強すぎて生理的食欲まで抑え込んでしまうのではないかと考えられます。無理やり食欲をがまんする状態が続くと，そのうち摂食中枢が休眠状態に陥ってしまい，食欲自体を感じなくなるのです。そのため，ある時期から急激にやせが進行します。しかし，摂食中枢は休眠状態にあっても身体的には欲しているため，いつかはかならず摂食中枢の抑制がとれ，湧き上がる食欲に抵抗できずに再び食べ始めます。そのとき子どもが「食べてしまう自分」を受け入れられないと，再度の減食や自己誘発性嘔吐につながっていきます。

　神経性やせ症には，性格変化や抑うつ，行動異常を伴います。飢餓が正常な意識の働きを阻害するため，生理的にこれらが出現するのだと考えられま

す。発症要因として家族の問題（母子関係など）がしばしば取り上げられますが，決して家族の問題が発症の必要条件ではありません。臨床的にはむしろ，ごく普通の家族のことが多いのです。もちろん，それぞれの家族にはなにがしかの問題がありますが，「だから子どもがこんな病気になる」などと実感できるようなケースはそれほど多いものではありません。家族の問題は，子どもが神経性やせ症を発症し，それに伴う性格変化や行動異常に振り回されることによって引き起こされると考えたほうがよいでしょう。ただし，疾患がどのような経過をとるかには，家族の関わりかたが大きく影響します。過度に子どもに振り回されず，子どもを最後まで自分たちで見守っていこうとする家族の場合には，子どもはいつか疾患から離脱していくことができます。しかし，家族が病気になった子どもを受け入れられず徐々に崩壊していく場合には，離脱が難しいように感じられます。治療にあたっては，いかに家族の理解をすすめるか，家族が疲れ切ってしまわないように支援できるかが鍵であるともいえるでしょう。

❷ 診断と検査

　診断は，問診と診察を通じて身体的問題と認知の障害を確認することによって行います。体重減少が始まった経緯や，やせ願望の強さ，食事摂取量などを問診で確認しますが，正直に答える子どもも，そうでない子どももいるので注意が必要です。発症のきっかけとして多いダイエットの有無についてはかならず確認するようにします。食事摂取量は，多くの症例で子どもと家族で見解がまったく異なります。子どもは「ちゃんと食べている」といっても，家族に確認すると，ほんの少ししか食べていないことがほとんどです。子ども自身が食べたつもりになっているのも，疾患によって認知機能が障害されているのだと考えられ，「ダイエットなんかしていない」「これ以上やせたいとは思わない」というわりに明らかにやせるための行動をとっているのは，「やせ願望あり」とみなすことができます。

　身体的変化の基本は食糧不足に伴う栄養失調と同様です。問診では，無月経や身長の伸びの停止が確認できます。これまでの学校健診の記録を持参してもらい，成長曲線にプロットしてみる作業が必要です。一般に，標準体重の75％以下を「病的なやせ」ととらえますが，子どもでは，思春期に通常あるはずの自然な体重増加が成長期の一時点で停止しているのも問題だと考

えます。診察では，低体温，徐脈，皮膚の乾燥がみられます。頭髪の脱毛も
ありますが，これは食事が入らなくなって数ヵ月ほど経過してからのほうが
目立つようです。自己誘発性嘔吐がある場合には，手に「吐きダコ」がみら
れます。脈を取るときによく観察することが大切です。血液検査では甲状腺
機能低下（FT3 の低下）の所見がよく知られています。これは，低栄養の
ため身体が省エネ運転している結果だと考えればよいでしょう。それ以上に
食事摂取との関連が明確なのは尿素窒素（BUN）です。尿素窒素の上昇は
脱水の所見ですが，水分摂取の半分は食事からであり，食事摂取が減少する
と多くは水分摂取も減るため，容易に脱水傾向となり，尿素窒素の上昇がみ
られます。経過観察中も，食事が摂取できているかどうかの指標に利用可能
です。50mg/dL を切るような低血糖も生じますが，それで低血糖症状が出
現することは多くありません。また，低栄養が進行すると肝機能障害もみら
れます。嘔吐を伴う場合には，血清 K，Cl の低下，代謝性アルカローシス
をきたしますが，実際には，かなり頻回で大量の嘔吐がないと血清 K の低
下は認められません。

　減食期から一転して食事が入り始めると，診察上はしばしば浮腫がみられ
ます。急激な過栄養に伴う脂肪肝による肝機能障害をみることもあります。
なお，極端な拒食から極端な過食に急激に転じるときには，心不全，呼吸不
全などを伴う再栄養症候群（refeeding syndrome）をきたす場合があるため
注意が必要です。

❸ 治療

　治療の第1段階は教育と説得および栄養管理です。現在の状態は病気であ
り，このままでは生命の危険があること，将来的にも問題が生じることを正
確に伝え，食事を摂取するよう説得します。そして，栄養指導を通じて必要
な摂取量を教育します。そのうえで，第2段階として認知の修正をめざしま
す。①自分はいま健康ではない，②生きていくためには適正な体重が必要で
ある，③体重と「自分という人間」の評価にはなんら関係がない，④肥って
いるかやせているかに関わらず，自分はそのままでも周囲から受け入れても
らえる，ということを自ら納得できるように誘導していきます。これらをで
きるだけ外来で行いますが，食事摂取量が増えなければ，一時的に入院を余
儀なくされる場合もあります。

　入院治療は，栄養状態が悪く，外来治療では状態の悪化（悪循環）が止められない場合に，外来治療が可能な状態にまで身体状況を回復させる目的で行います。このような子どもは，自分に応じた適切な量の食事を自然に摂取することができなくなっているため，どのくらいの量の食事を摂取すればよいのかを再学習（リハビリテーション）させることが必要です。そのためには，持続点滴や病室内での行動制限を摂取量の増加にあわせて徐々に解除していく行動療法的な手法が有用です。そのとき，治療過程をクリニカルパスの形式で提示すると，見通しがつきやすく，治療に向かう意欲を高めることができます（表22）。

　食事摂取量が極端に少なく末梢点滴と経口摂取のみでは体重減少が深刻化する場合は，経管栄養や高カロリー輸液の導入が必要ですが，このような侵襲的な治療の導入を子どもと相談することは，子どもの「このままではいけない」という意欲を高める有効な手段となります。「鼻からチューブを入れることが必要になるよ」と伝えるだけで，食事摂取量が増加したり嫌がっていた栄養剤の飲用を了承したりすることもあります。

　入院中，食事はきちんと摂取しているようにみえても状態が改善しないときには，食べていると偽って捨てていることがあります。そのような行為はしばしばみられ，子ども自身が抱える「食べないと退院できないけれど，食べると肥るから嫌だ」といった心理的混乱に起因します。見つけたときには叱るのではなく「なぜそういうことをしてしまうのだろう」ということを話し合うきっかけにします。そのような話し合いを重ねることが，信頼関係の形成につながります。飢餓の影響があるため，多くの子どもは言動が一致せず「元気にはなりたいけれど，体重が増えるのは嫌だ」という矛盾した感情を抱きます。それに振り回されて「だまされた」と怒ったりせず「よほど混乱しているのだろう」と考えて，子どものつらさに寄り添うことが大切です。

　なお，入院に際しては，きちんと指示にしたがって治療に取り組むこと，病棟のルールを守り，他の患者に迷惑をかけないことなどをあらかじめ確認しておき，それらが守れないときには退院とします。基本的に，心理的混乱がひどく周囲を巻き込むタイプの子どもの一般病棟における治療は不可能です。逆にいえば，一般病棟での入院治療が可能であることが，子どもの心療内科領域で扱える神経性やせ症の限界であるともいえます。

表22 食生活リハビリテーションプログラム

		STEP 1A	STEP 1B	STEP 2	STEP 3	STEP 4	STEP 5
経口摂取量		600kcal	800kcal	1000kcal	1200kcal	1400kcal	1600kcal
		食事の摂取目標量です。食事が十分量摂取できない場合は，一部を栄養剤に振り替えることができます。栄養剤は口から飲むか，鼻からチューブを通して直接胃に注入します。					
点滴補充量		200kcal	200kcal	0kcal	0kcal	0kcal	0kcal
		点滴1000mlを毎日施行します		点滴は中止します			
総カロリー		800kcal	1000kcal	1000kcal	1200kcal	1400kcal	1600kcal
日々の生活行動制限	安静度	ベッド上	病室内	病室内	病棟内	外出可	外泊可
	トイレ	ポータブル	コール	自由	自由	自由	自由
	洗面	病室内	病室内	病室内	自由	自由	自由
	(説明)	摂取カロリーが少ないため，ベッド上での安静とします。トイレも室内で行い，終わったらコールしてください。	病室内で安静にしてください。トイレは病棟のトイレを使用できますが勝手に行かず，かならずコールしてスタッフと一緒に行ってください。	病室内安静としますが，トイレに関しては自由に行けます。ただし頻繁になるときには歩行を制限する場合があります。	病棟内歩行は可とします。娯楽室も利用できます。希望があれば，特別支援学校への転校も考慮します。	週1回，2～3時間程度の外出も可とします。外泊に向けて病院外で食事をする練習もしてみましょう。	週1回，1～2泊程度の外泊も可とします。数回の外泊の様子を見て家庭でも安定して過ごせるようなら退院です。
その他	入浴	週1回	週1回	週2回	週3回	週3回	週3回
	電話	緊急時のみ可（スタッフに許可をもらってください）		1日1回できます（スタッフに許可をもらってください）	自由	自由	自由
	面会	家族のみ	家族のみ	家族のみ	学校の先生も可	友だちも可	友だちも可

食生活リハビリテーションプログラムについて
「普通にお腹が減って，おいしく食べる」ということや，普通の食事量がどのくらいかがわからなくなってしまっているのが，あなたの病気です。
入院生活を通じて「どのくらいの食事をとるのが普通なのか」を再学習（リハビリテーション）していきましょう。
- はじめは STEP 1A からスタートし，様子をみながら1段階ずつ STEP を上げていきます。
- ひとつの STEP をクリアするためは，原則として1週間以上の期間が必要です。
- STEP 5 で状態が安定し，試験外泊でも大丈夫と認められた場合に退院となります。
- 規定の量が摂取できない場合，また，摂取できていても体重が減少する場合には STEP を戻します。

生活全般の注意事項
- 食事摂取量のチェックを毎食後スタッフのほうで行います。勝手に下膳せず，食事が終わったらかならずコールしてください。
- 週2回，体重測定を行います。
- 身体の状態をみるため，血液検査（採血）を1～4週おきに行います。
- 栄養指導や栄養士との面接を，必要に応じて随時行います。
- 行動制限中であっても，状態が安定すれば，スタッフや家族同伴での散歩を許可する場合があります。
- 電話や面会に関しては，状態によって制限が強まる場合があります。
- 入浴は，おもに点滴の刺し換えにあわせて行います。
- その他，基本的な病棟のルールやスタッフの指示にはしたがってください。

以下のような場合には治療を中断し，退院していただく場合がありますのでご注意ください。
- 基本的な病棟のルールやスタッフの指示にしたがえない場合。
- 他の子どもたちの迷惑となる行動を繰り返す場合。
- 「元気になりたい」という意欲がみられず，当センターの入院治療では効果が上がらないと考えられる場合。
- 家族の方の治療への協力が得られない場合。

（小柳憲司：小児神経性食欲不振症の入院治療におけるクリティカル・パス導入の試み．子どもの心とからだ，14：116-124，2005，日本小児心身医学会編：小児科医のための摂食障害診療ガイドライン．小児心身医学会ガイドライン集－日常診療に活かす5つのガイドライン 改訂第2版．南江堂，東京，p164，2015をもとに著者作成）

入院治療は体重を病前のレベルまで回復させるのが目的ではありません。経口摂取のみで現体重の維持が可能になれば，特別な事情（家庭の状況があまりにもよくない，家族との対立があり帰りたがらないなど）がない限り，外来経過観察に切り替えます。一度入院すると「二度と入院はしたくない」という気持ちが歯止めになり，外来で踏ん張ることができるようになるものです。本当の意味で体重が増加に転じるためには食欲が回復しなければなりませんが，それには発症から数ヵ月〜数年の時間が必要です。その間ずっと入院治療を続けるのは現実的ではありません。外来治療に移行したあとは，子どもを抱える家族を支えながら，子どもの食欲が回復するのを家族と一緒に根気強く待ちます。そして，その間に子どもと話をしながら少しずつ認知の修正を図っていくのです。認知の修正のための特別な方法があるわけではありません。子どもの話をよく聴き，思いを受けとめることを繰り返しながら信頼関係を形成していきます。そして，信頼関係に基づいて説得する作業をあきらめずに続けていくことが大切です。

❹ 経過と予後

栄養，身体管理を通じて子どもとの間に信頼関係が形成され，その関係をもとに認知の修正が多少なりとも進めば，食欲が戻ったときに，それを子どもが「元気になるきっかけ」と意味づけ，受け入れてくれます。すると，子どもは何事もなかったかのように改善していきます。しかし，食欲が戻ったときにそれを受け入れることができなければ，拒食と過食を繰り返す「排出型」に移行する確率が高くなります。認知の修正の基本にあるのは「やせていなくても自分は周囲から受け入れてもらえる」という思いを持たせる，すなわち基本的な安心感の形成です。この疾患が思春期の一時期で軽快するか，成人になるまで長期化するかは，子どもが基本的な安心感を持ち得るかどうかに関わっているといえます。

長期化した場合も，信頼関係さえあれば治療の継続は可能です。あきらめずに子どもと家族の支援を続けていくしかありません。しかし，子どもの混乱が激しく，自傷行為を繰り返したり家族が疲弊して耐えられなくなったりする場合には，強制力を伴った精神科病院での入院管理が必要です。とくに，激しい過食嘔吐の状態になれば，過食衝動のコントロールが難しく，一般病院では入院させても抜け出して，食べ物を買い込んできて食べては吐くとい

う行為を繰り返すこともあり，効果的な治療はできません。子ども自身のためにも家族のためにも，あまり抱え込みすぎず，早めに精神科に相談するようにします。

回避・制限性食物摂取症
(avoidant/restrictive food intake disorder：ARFID)

❶ 疾患の概要

　子どもの摂食障害には，神経性やせ症のような，やせ願望・肥満恐怖・ボディイメージの障害がみられない一群があり，DSM-5 では，それらを「回避・制限性食物摂取症」としています。さらに，回避・制限性食物摂取症は great ormond street criteria（GOSC）によって細かく分類されています（**表23**）。これらは子どもの摂食障害の 30％程度にみられ，神経性やせ症よりも年少の子どもに多く，神経性やせ症ほど男女差はありません。また，発達特性を持つ子どもに多いといわれています。

❷ 治療

　食物回避性情緒障害は，抑うつ感とともに食欲不振を呈するもので，やせ願望や肥満恐怖のない神経性やせ症と考えればよいでしょう。この疾患の子どもの治療は神経性やせ症の身体的治療に準じて行います。なかなか食欲が戻らずに食事摂取が進まない場合もありますが，「肥りたくないから食べない」といった抵抗はありませんので，食べられずにつらい思いをしている子どもの気持ちに寄り添い，励ましながら少しずつ食事摂取量を増やしていきます。本疾患の問題点は，やせ願望が隠れていたり，経過中に生じたりする

表23　回避・制限性食物摂取症の分類と特徴

1．食物回避性情緒障害：体重や体格へのこだわりはないが，不安・抑うつ感と食物回避，体重減少が続く。
2．選択的摂食：狭い範囲の食物しか摂取しようとしない状態が 2 年以上続く。
3．機能的嚥下障害：窒息や嘔吐，飲み込むことへの恐怖があり，食物を回避する。
4．広汎性拒絶症候群：飲食，会話，歩行などの拒絶，援助への頑固な抵抗がみられる。
5．制限摂食：年齢相応より明らかに少ない摂取量が継続する。
6．食物拒否：一定の場面や状況下での摂食を拒否する。
7．うつ状態による食欲低下：抑うつに伴う食欲の低下。

（Lask B, Bryant-Waugh R：Overview of eating disorders in childhood and adolescence. In：Eating Disorders in Childhood and Adolescence, 4th ed. Routledge, London, pp33-49, 2013 をもとに著者作成）

ケースがあることです。子どもの様子をしっかり観察しながら経過を追うようにします。

　機能的嚥下障害は，なんらかのきっかけで飲み込むことが不安になるもので，飲み込めないため食事が十分摂取できず，体重減少をきたします。どの程度飲み込めないかは子どもによって異なり，水分も含め一切飲み込めない場合も，半固形物であれば飲み込める場合もあります。不安が基礎にある病態ですから，家族の協力を仰ぎ，あせらず，優しく「大丈夫だよ」と励ましながら，食べられる範囲のものを少しずつ食べさせるようにします。液状のものなら飲み込めるのであれば，牛乳やスープなどから始め，アイスクリームやプリン，ヨーグルト，ゼリーなどに少しずつ進んでいきます。飲み込めたら「よかったね！」と大げさに褒め，自信を持たせていくことが大切です。水分も含めまったくなにも受けつけない場合には輸液が必要になることもありますが，そういうケースは多くありません。

　選択的摂食や制限摂食で積極的に治療を求められることはそれほどありませんが，制限摂食でもともとやせ型の子どもが胃腸炎などをきっかけに一時的に食欲が低下すると，急激にやせが進行し，家族が心配して病院を受診することがあります。その場合，状態によっては輸液のために入院治療が必要になることもありますが，時間がかかることはあっても元の食欲には回復します。

　広汎性拒絶症候群の子どもには，少しでも口にするようであれば経口摂取を，まったく拒絶するようであれば経管栄養や高カロリー輸液を施行しながら，時間をかけて少しずつ変化を待つしかないと考えられます。

　いずれにせよ，回避・制限性食物摂取症は，子どもの不安・恐怖・抑うつ感・こだわりを基礎とする病態であり，神経性やせ症とは異なるものです。子どもの「食べられないつらさ」「食べることへの不安」を理解し，優しさをもって食事を摂る大切さを説明し，少しずつ摂取をうながしていく根気強い対応が必要です。

心因性嘔吐症

❶ 疾患の概要

　消化器症状の1つである嘔吐は，脳にある嘔吐中枢の刺激によって起こる

身体的反射です。嘔吐中枢は，消化器疾患や頭蓋内疾患，耳鼻科疾患などに由来する刺激のほか，心理的な刺激（視覚刺激，緊張など）に対しても敏感に反応するため，心理社会的因子が関わる疾患に付随する症状としても多く見られます。心理社会的ストレスに伴って嘔気を感じ，場合によっては嘔吐を繰り返すものを心因性嘔吐症といいますが，そこにはいくつかのタイプがあります。大きく分けて，①幼児期から嘔吐しやすく，心理社会的ストレスがかかると単発的に嘔吐するもの，②周期的に嘔吐発作を繰り返すもの，③感染性胃腸炎などに罹患後，食欲不振，嘔気・嘔吐がなかなか改善せずに体重減少をきたすものです。

　単発的に嘔吐するタイプは，それほど大きな問題となることはありません。周期的に嘔吐発作を繰り返すタイプは，前触れなく発作が起こる場合もあれば，なんらかの心理的動揺（不安なこと，あるいは楽しみにしていることなど）をきっかけとして発作が出現する場合もあり，発作の頻度や程度によっては子どもの不安を強め，日常生活に困難を生じさせます。この周期性嘔吐は片頭痛の亜型であるといわれています。感染性胃腸炎などに引き続き起こるタイプは，食欲不振や嘔気，体重減少が遷延し，神経性やせ症と類似の経過をとることもあるので注意が必要です。

　心因性嘔吐症は重症化すると，食べたものをすぐにそのまま排出してしまうような状態となり，高度の栄養障害と電解質異常（低 K 血症，低 Cl 血症，代謝性アルカローシス）が生じます。このような状態では，経管栄養をしても嘔吐してしまうため，高カロリー輸液をせざるを得なくなり，栄養管理に難渋することがあるので注意が必要です。

【心因性嘔吐症と摂食障害】

　感染性胃腸炎をきっかけに発症した神経性やせ症の子どもは「吐いたり下痢したりで体重が落ちたのでラッキーと思っていたら，そのまま食欲が戻らなかった」と訴えますが，心因性嘔吐症の場合には「食欲が戻らずにつらい，気分が悪くなりそうで食べるのが不安だ」と訴えます。そのため，心因性嘔吐症の子どもは数ヵ月の経過で食欲が回復すると，何事もなかったかのように元気になります。しかし，一時的な飢餓状態に陥ることは両者とも変わりませんから，同じような性格変化や行動異常を生じます。心因性嘔吐症が先行し，経過中にやせ願望が出現して神経性やせ症となるケースもあり，両者

の異同と関連性には難しい面があります。また，心因性嘔吐症は，回避・制限性食物摂取症のうち食物回避性情緒障害や機能的嚥下障害の一部とも重なりあう可能性があります。

❷ 治療

　基本的には，数ヵ月の経過でかならず食欲は回復すること，性格変化や行動異常は飢餓に伴うものであることを説明し，子どもと家族の不安を緩和しながら経過観察していくだけで徐々に改善します。重症になれば，輸液による電解質・栄養管理が必要となりますが，そうなった場合でも，あきらめずに経過をみていくと，かならず改善します。子どもと家族を支え，見守り続けることが大切です。

　周期的に嘔吐発作が出現するタイプは，発作時の緊急処置（輸液，制吐薬の使用）および発作の予防が大切です。どのようなときに発作が起こるのか，どのような周期で起こるのかを検証し，発作を起こす要因（過度のストレス，過労，睡眠不足など）を回避すること，発作が起こりそうな時期には制吐薬を服用することなどを指導します。片頭痛の予防薬が奏功する可能性もあります。

❖ 排泄に関わる疾患

夜尿症

❶ 疾患の概要

　通常，子どもは3〜4歳頃までに睡眠中の排尿コントロールが可能になります。これは，夜間に①抗利尿ホルモンが増加して尿量が減少し，②膀胱容量が増加することで，睡眠中に生成される尿を十分貯められるようになることが関係しています。4〜5歳をすぎても夜間自律的に排尿が起こってしまうものを「夜尿症」といい，その原因は，夜間も①尿量が減少せず，②膀胱容量が十分増加しないことによります。膀胱に尿が充満したとき尿意で目が覚めてトイレに行くことができる子どもは失敗しませんが，夜尿症となる子どもは尿意ではまったく目が覚めないのが特徴です。

　このように，夜尿症の主体は「夜間の排尿コントロールの未成熟」という身体的な問題であり，心理社会的因子だけで夜尿が起こるわけではありません。しかし，治療には生活指導や薬物治療などの身体的アプローチとともに

に，夜尿による不安を緩和し，自信を持たせていくような心理的支援が必要です。また，年齢が上がると心理社会的ストレスの影響が強くなります。相談に来られるのは多くが小学生以上であり，はじめは説明と生活指導で経過をみていきますが，年齢が進めば薬物治療を検討します。家族の希望があれば低学年から薬物治療を開始することもありますが，薬物は「治りかけの部分にテコ入れする」ものであって，まだまだの時期には目に見える効果が得られません。しかし，ほとんどの子どもは時期が来れば治癒に向かいます。治療意欲を低下させないように励まし続けることが大切です。

【夜尿症の分類】

症状が夜尿のみであるのを「単一症候性夜尿」，夜尿以外にも昼間遺尿（尿失禁）など他の下部尿路症状を合併するものを「非単一症候性夜尿」といい，後者は基礎に器質的疾患を伴うことが多いといわれています。また，生来続く夜尿を「一次性夜尿」，いったん改善したあとに再度出現したものを「二次性夜尿」といい，後者のほうが心理社会的因子の影響が大きいと考えられています（**表 24**）。夜間尿量と膀胱容量の関係からは，①多尿遺尿型（内分泌系機能の未成熟，身体的成長が遅いタイプとの関連あり），②排尿機能熟型（機能的膀胱容量低下，膀胱尿道括約筋の機能未熟，冷え症との関連あり）の 2 種類，およびその混合型に分けられます。

表 24　夜尿症の分類

分類基準	名称	定義	頻度	特徴
下部尿路症状合併の有無	単一症候性夜尿	他の下部尿路症状を認めない	75%	
	非単一症候性夜尿	昼間遺尿（尿失禁）などの下部尿路症状を合併する	25%	基礎疾患を認めることが多い
夜尿が消失した期間の有無	一次性夜尿	夜尿が消失した時期がないかあっても 6 ヵ月未満	75〜90%	
	二次性夜尿	夜尿が 6 ヵ月以上消失していた時期がある	10〜25%	心理社会的因子の影響が大きい

（日本夜尿症学会編：夜尿症診療ガイドライン 2016. 診断と治療社，東京，pp2-9，2016 の記載を参考に著者作成）

JCOPY 88002-877

❷ 治療

　夜尿症についての詳しい説明と，生活指導が治療の第1ステップです。生活指導として大切なのは水分摂取のメリハリで，身体の抗利尿ホルモン分泌リズムを成熟させ，夜間尿量を減少させるために，朝～昼にかけては水分をたくさん摂らせ，午後のおやつ以降，水分制限を行うようにします。また，摂取した水分はその80％が3時間程度で尿として排出されるので，夕食の時間をできるだけ早め，最後に水分を摂取して3時間以上経過したのち排尿して就寝するよう指導します。しかし，夕方以降スポーツクラブに参加している子どもや，仕事の関係で夕食の時間が遅い家庭などでは難しい場合があり，できる範囲で努力してもらうようにします。夜尿は夏に改善し，冬になると悪化することが多い疾患です。睡眠中に身体が冷えるのを避けるため，冬は夜中も部屋を暖かくしておくようにします。布団をあらかじめ温めておくのも効果的だといわれています。原則として夜中に起こして排尿させることはしませんが，修学旅行などのときは，安心して参加できるように，担任の先生に起こしてトイレに誘導してもらうよう依頼します。

　治療中はモニタリングの意味で「夜尿の記録」をつけるようすすめます。成功か失敗か，失敗した時間（わかる範囲で），回数，夜間尿量を毎日記録してもらいます。夜間尿量は，オムツに出た尿量（重量 g ≒ mL）＋早朝第1尿量（mL）として記載します。成功した日にはお気に入りのシールを貼るようにすると，それがご褒美となり治療意欲を高めることにもつながります。このような方法をトークンエコノミー法（⇒ p83）といいます。

　薬物治療としてはデスモプレシン酢酸塩水和物がもっとも効果的です。水分制限ができることを確認のうえ処方します。古典的には三環系抗うつ薬も使用されますが，これには抗コリン作用による機能的膀胱容量増加作用と抗利尿ホルモン分泌増加作用があります。漢方薬としては小建中湯がしばしば用いられます。薬物療法以外では，アラーム療法も効果的な治療法です。これは，夜尿センサーを装着して夜尿時にアラームを鳴らし覚醒をうながすことを目的とするものですが，尿意による覚醒障害を改善する効果と，夜間の膀胱容量を増やす効果があるといわれています。

❸ 経過と予後

　夜尿が一晩のうちに2～3回ある場合には，治癒への道のりは長いと考え

なければなりません。それが一晩に1回になり，失敗するのが明け方近くになると，治癒が手に届くところまできた証拠です。1年中同じペースであっていたのが，夏には少なくなり，冬にまた増加するというのも改善に向けてよくみられる経過です。そのため，本当に治癒したかどうかの検証には，冬になるまで待つ必要があります。まったく目が覚めなかったのが，尿意で起きるようになることで，夜尿から卒業する場合もあります。このように，改善していく過程はさまざまですが，小学校入学の頃に100人中10人ほどいる夜尿症の子どものうち，毎年1～2人ずつが改善し，中学生になる頃には1人くらいにまで減少するといわれています。

　このように，夜尿はあくまで子どもの成長に伴って治っていくものです。治療は成長による改善を少しだけ底上げするにすぎません。しかし，その底上げによって成功の確率が少しだけでも上昇すれば，それが子どもの意欲と自信を高め，成長を早めていくのです。このような生活指導と薬物治療を続けながら，子どもの成長を楽しみに，根気強く待てるよう家族を支援していくのが医師の大切な役割だといえます。なお，夜尿症の子どもの20～30％に注意欠如・多動症が併存するといわれていますので，経過をみるにあたっては，子どもの発達特性にも注意をしておく必要があります。

昼間遺尿（尿失禁）症

❶ 疾患の概要

　昼間，起きているときにおしっこを漏らすものです。ゲームの途中など，トイレに行くのが面倒で，ギリギリまでがまんして間に合わなくなるようなタイプと，なにかに集中して排尿のほうに意識がいかなくなると，じわじわ漏れてしまうタイプとがあります。排尿機能の未熟性が関係していると考えられ，しばしば夜尿を合併します。また，便秘が関連することもあります。不適切なトイレットトレーニング（ひどい叱責など）や，排尿の制御が確立して間もない時期の心理社会的ストレス（環境変化など）が，発症のきっかけになるといわれています。

❷ 治療

　膀胱に一定量以上の尿が貯まると排出が起こってしまう状態であるため，遺尿（尿失禁）の症状自体を軽減させるためには，定時排尿が有効です。学

校生活のなかでは「休み時間にはトイレに行く」ことを指導するようにします。低学年の子どもであれば，担任の先生の協力を得てトイレに誘導してもらうとよいでしょう。しかし，このような子どもたちは，ぐっしょり濡れていても「濡れていない」と主張するなど，遺尿（尿失禁）に関して無頓着なことが多く，指導してもあまり効果はありません。最終的には「濡れているとみっともない」という羞恥心が芽生えてくるまで，心理的発達を待たなければならないようです。多くの場合，小学校高学年になる頃には，そのような心理的発達とともに身体的発達もすすみ，自然と軽快していきます。それまでの間，必要に応じて抗コリン薬である塩酸オキシブチニン，塩酸プロピベリンなどを服用させながら経過をみていくようにします。

心因性頻尿

❶ 疾患の概要

緊張して尿意が近くなるものをいいます。3〜4歳の子どもが突然しきりにトイレに行きたがるようになり，1〜2週間すると自然に治ってしまうようなものから，小中学生が尿意のため不安で教室に入れなくなったり，外出できなくなったりするものまで，幅広いパターンがあります。頻尿をきたす器質的疾患はさまざまですが，子どもでは尿路感染症と糖尿病（多尿に伴う頻尿）の存在を見逃さないようにしなければなりません。いずれにせよ，頻尿で受診した場合はかならず尿検査を行い，それで異常を認めなければ心因性頻尿だと考えていきます。

❷ 治療

幼児の場合には，家族に対して「一時的におしっこが気になって仕方がない状態で，しばらくすると治るから大丈夫です」と説明します。とくに心理社会的因子を詳しく聴取することはありませんが，「最近なにか変わったことがありませんでしたか？」と問えば，家族はいろいろと思いを巡らせてくれます。そのときには，話を聴きながら「これは育て方が間違っていたから生じるようなものではありません。よい悪いではなく，立ち止まって子育てを振り返るよい機会になったと考えましょう」と伝えていきます。

しかし，小中学生の場合には注意が必要です。「がまんしなさい」では治療になりません。がまんできないから不安なのです。そのため，学校の先生

と相談し，授業中いつでもトイレに行ける状況を作ってもらうようにします。教室に入るのが難しいときには保健室登校を検討します。薬物治療は昼間遺尿（尿失禁）症に準じて行いますが，不安や緊張が強い場合には，タンドスピロンクエン酸塩やセロトニン再取り込み阻害薬，漢方薬（小建中湯など）を使用します。また，リラクセーション法や自律訓練法（⇒ p80）などを併用するのもよいでしょう。

　次回受診までの間，尿意を感じた時間，トイレに行った時間，少しはがまんできたかどうか，排尿量（たくさん出たか，少ししか出なかったか）などを毎日記録してもらい，受診時に検討します。記録を見ながら，少しずつでもトイレの回数が減り，がまんが可能になっていくのを評価し，励ましていくようにします。ただし，不安が強くなかなか改善しない場合もあります。治癒をあせりすぎないことが大切です。

遺糞症
❶ 疾患の概要

　きちんと排便することなく，便で下着を汚してしまうものをいいます。便が少し付着する程度から，こんもり排便するものまでさまざまです。純粋に情緒的不安定さから便を漏らしてしまうケースもありますが，多くは身体的因子として極度の便秘が関係しています。便秘に伴う排便時の痛みから排便恐怖が生じ，排便自体を嫌がるものや，排便時はかならずオムツをして部屋の隅に立って気張るなど，こだわりからトイレでの排便習慣が身につかず，便秘を悪化させているものなどがあります。

❷ 治療

　まずは問診，診察，腹部単純レントゲン，超音波検査などを通じて便秘の有無を明らかにします。便秘が関係していれば，腸内容を排出しないと遺糞症は改善しません。子どもが嫌がっても，できるだけ説得して浣腸を行います。しかし，浣腸に対して極端な恐怖心を持つ場合には，ピコスルファートナトリウムなどの投与で排便をうながします。排便後はポリエチレングリコール製剤，酸化マグネシウム，ポリカルボフィルカルシウムなどを継続的に服用させ，今後の便秘を予防します。とくに排便恐怖がある場合には，便を固くしないことが重要です。

軽症であれば，便秘が改善しただけできちんと便意を訴えるようになりますが，そうでなければトイレットトレーニングのやり直しが必要です。食後に家族が付き添ってトイレで腹圧をかける練習をしたり，少しパンツが汚れたときを見計らってトイレに座らせたりします。遺糞症では，毎日何枚もパンツを汚されたり，部屋中に便塊が落ちていたりすることもあるため，家族は疲れ，家族関係がギクシャクしてしまいます。そのため，家族のつらさを受け止め，あきらめないように励ましながら，根気強くトレーニングにつき合ってもらうようにすることが大切です。家族が子どもに対して優しく声をかけられるようになることで，子どもは大きく変わっていきます。

　排便習慣に独特のこだわりがある場合には，はじめから完全な方法にはこだわらないようにします。たとえば，オムツをつけないと排便ができない子どもであれば，まずはオムツをつけたままトイレで排便することを目標とし，そのあとオムツはずしに挑戦するなど，少しずつ変化を加えていく工夫が必要です。

精神と行動の問題

7
chapter

∴ 幼児期に始まる行動の問題

チックと習癖の持つ意味

　チックは不随意運動，習癖（＝くせ）は随意的なものというように，若干の違いはありますが，臨床上の取り扱いにはそれほど大きな違いはありません。両者とも，心理社会的ストレスが関係しているとはいわれますが，どの程度影響しているかは不明であり，ストレスを取り除けば治るというほど単純なものでもありません。むしろ，チックや習癖は，子どもにとってストレス発散のための「ガス抜き」や，不安を解消するための「作法，儀式」になっている面もあり，早急に取り除こうとするのは危険です。

　軽度のチックや爪かみ，幼児の指しゃぶりなどは，あまり無理に取り除こうとせず，まずは「子どもなりに，その行為で気持ちを落ち着けているのだと思います」と家族に伝え，理解をうながすことが大切です。しかし，症状が激しく年齢相応でない場合は治療の対象となります。

チック

　身体の特定部位の筋肉が，突然，不随意的，反復性に動くものです。まばたき，首をふる，手足が動く，腹筋が動くなどの運動性チックと，鼻をすする，咳，声が出るなどの音声チックがあります。また，運動性チックと音声チックの両方を呈するものを「トゥレット症」といいます。チックは不随意運動であるといわれますが，身体の一部に生じた違和感を，その部分を動かすことによって解消している面があり，短時間であれば一時的にがまんすることもできますから，完全な不随意運動とはいえません。しかし，重症になれば，やめようと思ってもどうしてもやめられずに困難を抱えます。てんかん部分発作との鑑別が必要となりますが，多くは症状のみから鑑別が可能です。初回発症には心理社会的因子の関与が明らかでないことも多く，むしろ，アレルギー性結膜炎に伴う目のかゆみからまばたきが生じたり，喉頭炎から咳が始まったりするなど，さまざまな疾患に伴う身体症状が直接の引き金になりやすいようです。しかし，症状の悪化には多くの場合なんらかの心理社会的ストレスが関わります。家族には「いったん発症したチックは，子どもが

なにかを気にしているときに悪化するので，こころのリトマス試験紙だと考えることができます」と説明するとよいでしょう。チックは緊張場面で出現しやすいと考えられがちですが，逆に緊張が緩むと出現するタイプの子どももいます。このような子どもは，人前では懸命にチックの出現を抑えているのです。家族から「学校ではしないのに家でひどくなるのは，家庭にストレスがあるのでしょうか？」という質問を受けることがありますが，学校ではみっともないと思うから必死でがまんして，家庭では安心できるから気が緩んで出るのだということです。

いったん出現した症状は，改善と増悪を繰り返しますが，自然に軽快することも多いため，よほど症状が激しい場合を除いて積極的な治療よりも経過観察を優先します。薬物治療としては，ハロペリドール，リスペリドンといったドパミン受容体への作用が強い抗精神病薬およびアリピプラゾールが有効だといわれていますが，チックとしての保険適用はなく，使い始めるとなかなか中止できなくなることが多いため，安易には使わないようにします。中枢性交感神経抑制薬である塩酸クロニジン，漢方薬の抑肝散，抑肝散加陳皮半夏にも効果があるといわれています。

習癖異常

❶ 指しゃぶり

幼児が指を吸うことは，ごく普通にみられる行為であり，たいていは就学前までに家族や社会の抑制によって消失するので，とくに問題とはなりません。幼児の指しゃぶりに関する相談は，むしろ家族が極端に早い時期からやめさせようとあせって子どもを心理的に追い詰めている場合があるのが問題で，子どもを治療するよりも，むしろ家族のあせりを緩和することのほうが大切です。しかし，指しゃぶりが頑固な悪癖として数年にわたって続く場合には，歯列の不正や口腔の形態的な変形が生じる可能性があるので治療が必要となります。

小学校低学年で，とくに不安が強いタイプの子どもでなければ，危険性の説明だけでも消失させることができますが，小学校高学年以上まで続いているときには，その子にとっての指しゃぶりの意味（満たされないなにかを指しゃぶりで満たしているのではないか）を考えながら，子どもの希望に応じ

て治療にあたることが必要です。具体的な対処としては「曝露反応妨害法」があります。たとえば，よくしゃぶる指にお気に入りの指輪をさせ，指をしゃぶる代わりに指輪を触らせるなど，行動の直前に代わりとなる別の行動を用意し，その行動を組み込むことよって不適切な行動を消去する方法です。それによって問題となる行動を制御する一方で，その行動がなくなることで自分がどう変わったかについて，子どもの話を聴いていくようにします。

❷ 爪かみ

　指しゃぶりが3歳までに多いのと異なり，爪かみは3歳頃から徐々に増加します。このことから，爪かみは指しゃぶりの延長，あるいは代替とも考えられています。年齢が長じてからの爪かみは治癒しにくい傾向があり，しばしば成人期まで続きます。一般に，爪かみは不安や情緒不安定の表れであるといわれていますが，成人で良好な社会適応をみせる人にも見られる場合があり，かならずしもそうとはいえません。爪かみに対して基本的に積極的な治療は必要なく，問題になるのはむしろ家族の過剰な心配です。以上の点をよく説明し，あまりやかましく注意して子どもを過敏にしないようにすることが大切です。

❸ 抜毛

　抜毛は指しゃぶりや爪かみほど一般的ではなく，脱毛巣がはっきりとわかるため，周囲から心配され，なにか大きな心理社会的問題があるのではないかと疑われます。しかし，抜毛も基本的には「くせ」であり，他の表現型と大きく変わることはありません。かゆいので引っ張っていたら抜けてしまった，誰かが抜いているのを見たなど些細な出来事がきっかけとなることもあります。しかし，いったん症状が出現すれば改善増悪を繰り返し，症状の悪化にはなんらかの心理社会的ストレスが関わっていることが多いようです。

　抜毛は，脱毛巣のために周囲の視線を過剰に気にして行動が制限されるなど，症状の存在による影響が大きいため，放置はできません。「やめたい」という気持ちがあれば，曝露反応妨害法などを用いて行動の制御を試みることもできますが，治療には難渋することが多く，行動の制御とともに「抜毛がある自分を恥じずに生きていく」ための心理的支援が必要です。

夜驚症

　睡眠中にひどく泣いたり，寝ぼけてしゃべったり，立ち回ったりするもので，乳幼児の夜泣きから年長児の寝ぼけまで幅広くみられます。交通事故などさまざまな心的外傷体験のあとに突然生じる場合と，乳児期から続く夜泣きがなんらかのきっかけで増強する場合がありますが，親から叱られた日の夜などに起こることも多く，心理社会的ストレスの影響は大きいと考えられます。事故などに伴い突然生じたものは，時間が経過すればかならず消失することを伝えます。もともとあった夜驚が増強したものには，家族に「なにかストレスになるような出来事はありませんか?」と聞いてみるとよいでしょう。入園や入学，進級などの環境変化や「最近，仕事が忙しくてイライラしていて，叱りすぎていたかもしれない」などの振り返りが聞かれ，周囲が少しだけ子どもを落ち着いて見られるようになれば，それだけでも症状は軽減していきます。夜驚が続くと家族の睡眠が妨げられ，穏やかな気持ちで子どもに接することができなくなるため，続くときには子どもに対して薬物治療をすすめます。子どもの眠りが安定し，家族もゆっくり眠れるようになると，それだけで家族関係も改善されます。年少児であれば薬物は漢方薬のほうが使いやすく，甘麦大棗湯を眠前に服用させるのが効果的です。

✸ 児童期・思春期の精神と行動の問題

不安と抑うつ

　子どもの不安と抑うつは未分化で，そわそわと落ち着かない，イライラする，母親から離れられない，ひとりで寝られない，なんとなく元気がないといった症状が混在します。不安が主体で受診していた子どもが，年齢が上がるにつれて徐々に明確な抑うつ症状を訴えるようになったり，抑うつから双極性障害に移行したりするものもあります。不安症状のうち，突然気持ちが落ち着かなくなり，動悸，息苦しさ，冷汗などの自律神経症状を訴えるのがパニック症です。この症状は基本的になんの前触れもなく生じますが，「あのときに起きた」という記憶があると「また起きるかもしれない」という予期不安から特定の場面に関連して起こるようになります。これは，行動理論

におけるレスポンデント条件付けによると考えられます。なお，過換気症候群（⇒ p114）もパニック症の一部として生じる場合があります。

　症状が強く苦痛が大きいときには薬物治療も検討します。不安に対しては，ベンゾジアゼピン系抗不安薬はできるだけ避け，クエン酸タンドスピロン，セロトニン再取り込み阻害薬などを，抑うつに対してはスルピリド，セロトニン・ノルアドレナリン再取り込み阻害薬などの使用を考慮します。ただし，子どもに対するこのような薬物療法は保険適用外であり，成人ほどの効果は認められず，情緒不安定さを増強する場合もあるので注意が必要です。また，女児へのスルピリドの使用は，無月経や乳汁分泌の副作用を生じる恐れがあります。そのため，漢方薬である抑肝散や柴胡加竜骨牡蛎湯のほうが，より安全に使用できます。

　薬物の使用は「薬に頼るようになる」と否定的にとらえられることもありますが，不安や抑うつでつらい状況にあるときに「気持ちを切り替えよう」としても，とてもできるものではありません。むしろ，このような子どもたちは，誰に頼ることもせず1人で頑張ってきたからこそ，このような状態に陥っているのです。「つらいときには薬に頼ってもいいんだよ」と，上手に肩の力を抜くことを教えていきます。

場面緘黙

　ある特定の場面（学校など）になると，まったくしゃべらず，なにもできなくなる状態をいいます。単に内向的な性格というだけではなく，強い社交不安が関わっており，その基礎に全体的な知能の遅れ，言語面での発達の遅れ，自閉スペクトラム症が存在する場合があります。すなわち，これは子どもの「わがまま」ではなく「本当にできない」状況があることを知っておかなければなりません。治療としては，無理にしゃべらせようとせず，できる範囲で活動させながら，少しずつ慣れるのを待つようにします。家族の「しつけの甘さ」が問題ではなく，むしろこういう子どもの家族は，必死でやらせようとしているのです。しかし，できないことを無理やりさせようとすると，不安が強くなり，できていたことまで固まってできなくなる可能性があります。「このままで大丈夫なのか」とあせる家族や学校には，このような子どもの状態を説明し，子どもには「本当に必要なときに最低限度の自己表

現ができればいいから，将来その勇気だけは持てるようになろう」と伝えます。そうすれば，多くの子どもは成人するまでに少しずつ変わっていくことができます。

強迫症 （obsessive-compulsive disorder：OCD）

　外出前に何度も鍵をかけたか確認して回らないと気が済まない，手が汚いと感じて繰り返し洗ってしまうなど，同じ行動を反復（強迫行動）してしまったり，「お母さんを包丁で刺してしまうかもしれない」というような，あり得ない思い（強迫観念）が沸き上がってきたりする疾患です。おかしいとはわかっていても，このような観念や行為に振り回されてしまいます。子どもでは，学習に関わり「漢字がきれいに書けないので何度も消しては書き直し，宿題が何時になっても終わらず夜が眠れない」という訴えもしばしばみられ，何度も消しているうちにノートが破れてパニックを起こしてしまうこともあります。このような強迫行動は，自閉スペクトラム症にみられる「こだわり」との鑑別が重要になりますが，こだわりは自分自身が好んで行っており，強迫はその行為をおかしいと思い，困り感を持っていることが大きな違いです。ただし，子どもの強迫症は自我親和的で病識が薄いこともあり，鑑別が難しい場合もあります。また，強迫症には「巻き込み強迫」といわれる，自分だけで完結せず誰かの手をわずらわせてしまうタイプがあります。たとえば「トイレに行くとき，自分ではパンツを下げられないので，かならずお母さんを呼んでパンツを下げてもらう」というものです。子どもにはこのタイプも多く，周囲が振り回されてしまうため，大きな問題となります。

　一般に強迫は「手が汚いと感じる（強迫観念）⇒手を洗う（強迫行動）⇒洗っても汚れがとれていないと感じる（強迫観念）⇒もう一度洗ってしまう（強迫行動）」というループをとることで増強します。そのため，治療もこのループを断つことを主眼とします。「手を洗ってもやっぱり汚いと感じるのは変わらないので，手を洗うのは1回（15秒）のみとする」「鍵の確認は1回しかしない」「漢字は消せないようにボールペンで書く」などと決めて，強迫観念が具体的な強迫行動につながらないようにします（曝露反応妨害法⇒p138）。行動しないで時間が経過すると，強迫観念は徐々に薄れていくのです。そのうえで，強迫観念から意識をそらすために，他に集中できること，

楽しいことに目を向けさせるようにします。しかし，強迫観念は子どもにとって非常につらいもので，1日中それにとらわれて他のことを考えられないような状態であれば，薬物治療を検討します。セロトニン再取り込み阻害薬であるフルボキサミンマレイン酸塩は，8歳以上の子どもにも強迫症での保険適用があります。

心的外傷後ストレス障害（posttraumatic stress disorder：PTSD）

　死に直面するような体験（大災害，事故，虐待，性被害など）をしたのち，その経験がトラウマとなり，繰り返し不安発作に襲われたり意識のなかで何度も再体験（フラッシュバック）したりするために，日常生活に支障をきたすものです。

　子どもは災害などに遭遇したのち，情緒不安定になったり，夜泣きや夜尿などの症状を呈したり，家族から離れられなくなったりすることがあります。一時的なこのような変化は正常な反応であり徐々に改善しますが，長引くときにはPTSDの可能性を考えます（数ヵ月の潜伏期をおいて症状が現れることもあります）。また，子ども同士で「災害ごっこ」をして遊ぶ，当時の様子を絵に描くことなどもしばしばみられます。これらは，無意識のうちに，表現することによって混乱した気持ちを整理し，現実に折り合いをつけようとしているのだと考えられますので，叱責したり制止したりせず見守るようにします。

　災害や事故のあとは，もう危険はないことを伝え，安心させながら，不安や甘えは受け止めていくことが大切です。ただし，虐待や性被害に伴うものは，子どもが自ら訴え助けを求めることができないため，問題が大きくなります。子どもは不安を自分のなかに押し込め，がまんすることで，情緒不安定になったり周囲との関わりを拒否したりします。自分が耐えられない状況に置かれたときには，解離（⇒ p143）を起こすこともあります。安心できる環境で保護し，少しずつ不安を緩和していくしかありませんが，トラウマによる症状がどうしてもとれないときには，曝露療法，eye movement desensitiztion and reprocessing（EMDR：眼球運動による脱感作と再処理法），認知行動療法などの治療を検討します。これらは，十分な安心感を与える枠組みのなかで，少しずつトラウマの状況に慣らしていく方法です。

解離症（解離性障害）

　耐えられないようなストレス状況に置かれたとき，そのストレスを回避するために意識がなくなったり，記憶が消えたりするものを解離症といいます。生活体験の不足から，子どもは大人よりもストレス耐性が低く，誤った回避行動の結果として，このような症状を呈することがしばしばあります。しかし，成長とともにストレスへの対処がうまくなれば症状は消失していくため，いかに心理的な成長をうながすかが治療の方向性だといえます。

　解離症の単純なものは「叱られているそのとき，その場で意識を失って寝てしまう」「朝からどうやって起こしても目が覚めない（⇒ p109）」という形で現れます。まずは，この子がふざけているのではなく，このような状態に陥る病気であることを周囲に理解してもらうことが必要です。そのうえで，かならず治ることを伝えて子どもを元気づけながら，日々の生活でのさまざまな経験を通じ，成長をうながしていきます。

　解離症の場合，症状を解決しようと周囲が動きすぎると，子どもはよりその症状に固執してしまうため，症状が偽りでないことは認めながらも，治療上あまり症状に注目しすぎるのは避けるようにします。「症状はすぐに治らないから，症状を持ちながらでも楽しく生活ができるようにしよう」と，話題の中心を早めに症状以外の問題に移していくことが大切です。このような子どもはストレスをうまく発散できないことが症状を引き起こす要因になっています。生活上のさまざまな問題を治療の場で言葉に出せるようになることが，症状の軽減にも役立つのです。人にとって，ストレスを貯め込まないためのもっともよい方法は，ストレスを言葉にして吐き出すことだからです。

性別違和

　生物学的な性と自分自身が感じている性とが異なるものです。子どもは2～3歳頃から父母の外見的差異を手がかりに性別があることを認識し始め，自分が父母のどちらに似ているかを把握することで，自分の性がどちらであるかを理解します。よって，性別違和もその頃から始まるといわれています。ただし，違和感を表明し始めるのは，集団生活のなかで男女別にグループができ始める小学生以上であり，実際に相談を受けることが多いのは，制服の

着用が求められるようになる中学進学前です。しかし，思春期の子どもは，しばしば「自分に対する拒否感」から自身の性を否定する場合があり，その訴えが性別違和なのか，自分自身の否定なのかがわからないことがあります。とくに，その傾向は女子に強いようです。初期には，子どもの訴えをしっかり聴き，つらさを認めながらも，性別違和であると決めつけず，しばらくは経過をみていくようにします。成長に伴い自分自身の受け入れが進むとともに拒否感も薄れていけば，それ以上は話題にしなくてもよいでしょう。どうしても違和感が続くようであれば，性別違和を専門とする精神科への紹介を検討します。

心因性視覚障害

　眼科的に異常を認めないのに，見えづらさを訴えたり，視力検査で検査値が上がらなかったりするものです。子どもでは「黒板の字が見えづらい」という訴えから始まるものや，学校の視力検査で視力低下を指摘され，眼科を受診しても矯正不能のため「心因性視覚障害（眼心身症）ではないか」と紹介されてくるものがあります。このうち，不登校やさまざまな心身症に合併し，視野検査で典型的な「らせん状視野」を呈するようなものは，心理社会的ストレスの影響が疑われ，いわゆる変換症（⇒ p30）だと考えられますが，ほとんど自覚症状がなく，単に学校健診で指摘されただけのものは，変換症ではなく「成長に伴う視機能の不安定性」と考えたほうがよいでしょう。そのため「なにかストレス状況があるはずだ」と詮索しすぎず，子どもと家族の健康度に問題がなさそうであれば，定期的な視力検査のみで経過をみていくようにします。

リストカット，自傷行為

　10代の死因の第1位は「自死」です。「死にたい」という気持ちがそのまま「自死」につながるわけではありませんから，現代の日本には，実際に自死する子ども以上に，「死にたい」と思い，追い詰められている子どもが多いのだといえます。リストカットはそのような「死にたい」という気持ちから始まるものですが，リストカットを繰り返している子どもに聞くと，「切るときの痛みでこころが落ち着くから切る」「生きている実感がするから切

る」などと表現することも多く，はじめは「死ぬため」だった行為がどこか
で「生きるため」の行為に変容しています。つまり，リストカットをする子
どもに大人がいくら「もっと自分を大切にしなさい」と説教しても，子ども
からすれば「ずれている」「なにもわかっていない」としか感じられないの
です。しかし，生きるためとはいえ，自分を傷つける痛みでこころの安定を
得ようとするのは一種の「嗜癖（addiction）」であり，本意でなくても死に
つながってしまう可能性があるため，放置しておくのは危険です。リストカッ
トを繰り返す子どもの思いを理解したうえで「もう少しよい方法を考えよう」
とすすめます。より適切なのは，つらさを言葉にして誰かに話せるようにし
ていくことです。できるだけ子どもの話を真摯に聴き，相談できる相手とし
て認識してもらえるよう寄り添うことをめざします。ただし，同じ自傷行為
でも，薬物の大量服薬や毒物の服用などは，リストカットよりも死に直結し
やすく，場合によっては入院など精神科的対応が必要になるため，早めの精
神科紹介を考慮します。

社会的逸脱行動，家庭内暴力

　社会的逸脱行動や家庭内暴力の発生には，さまざまな因子が複合的に関与
しており，単純に「家族の子育てに問題がある」というような判断をするこ
とはできません。もちろん，問題行動を起こす子どもの多くが「親は自分の
ことをわかってくれない」と訴えることから，行動の基礎には「わかっても
らえない」という思いと，それに伴う「寂しさ」があるのは確かです。しか
し，家族の話を聞くと，むしろ一生懸命子どもに関わっているところも多く，
「ちょっとしたボタンのかけ違いが，少しずつ気持ちのずれを大きくしてし
まった」と感じざるを得ないことがよくあります。そんなとき，外で活動が
できるタイプの子どもは社会的逸脱行動に走り，ストレスを外で吐き出せな
いタイプの子どもは家のなかで暴力を振るうようになるのではないかと考え
られます。家庭的な問題は見当たらないのに，児童期早期から強い反抗や問
題行動をとる一群（反抗挑発症）や，家族の財布から執拗にお金を抜き取っ
たり（自家金持出），万引きを繰り返したり（盗癖）する一群があるなど，どん
な行動をとるかには，子ども自身の素因が大きく関わっています。

　これらに対する医学的治療は困難であり，衝動的行動に対して注意欠如・

多動症治療薬などを用いても，それで行動が沈静化することはありません。しかし，医師として家族の話を聴き，その思いに寄り添いながら，対応について助言していくことはできます。その際，大切なのは，①子どもの話をしっかり聴くようにつとめる，②子どもの言いなりにはならず，社会的に（人として）許されないことには毅然として対応する，③家族の誰か1人に責任をなすりつけず（多くは母親の責任だとされてしまう）全員が協力する，④危険なときには家族だけで抱え込まず，警察の介入を求めるなど第三者の手を借りる，ということです。あきらめず根気強く家族を支えていくようにします。

あとがき

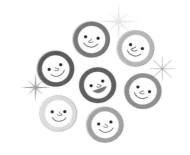

　筆者の勤務する長崎県立こども医療福祉センターは，長崎県の交通の要衝である諫早市にあります。県都の長崎市からはJRで30分程度のところです。諫早市は人口約13万人，地方の静かな町です。その諫早市のターミナルであるJR諫早駅から歩いて10分のところにセンターはあります。すぐそばには本明川が流れ，JR長崎本線が間近を走っています。前身を整肢療育園といい，肢体不自由児施設でした。また，隣接して長崎県立諫早東特別支援学校があります。そこが，子どもの発達を総合的に診る施設に生まれ変わったのは2001年（平成13年）4月のことです。現在のセンターには小児整形外科，小児発達科，小児神経科と小児心療科があります。肢体不自由児や神経発達症（発達障害），神経疾患の診療を中心とする病院にくっついて心療内科があるわけです。障害児を中心とした施設ではありますが，心療内科を訪れるのは，いわゆる目に見える障害を持つ子どもではありません。

　センターに小児心療科ができた当初は，神経性やせ症や，不登校に伴う生活リズムの乱れのある子どもを入院させると，病棟から「どうしてこのような子どもが入院してくるのか」という疑問の声が聞かれ，隣接する特別支援学校に「入院中の子どもを通わせてほしい」とお願いすると，「肢体不自由児の特別支援学校だから病弱児は受け入れられない」と断られることもありました。しかし，それから18年が経過し，今では常に10〜20人の心療内科系の子どもが入院し，そんな子どもたちを中心に診る看護チームもできました。作業療法の活動や，心理教育のプログラムも行われています。特別支援学校の先生方も当然のように子どもたちを受け入れてくれるようになりました。

　現在のセンターでは，毎週，医師，看護師，保育士，療法士，心理士，学校の先生，児童指導員，栄養士が一堂に会してカンファレンスを開き，入院中の子どもの治療について話し合っています。毎月「家族会」を開き，家族

間の交流も図っています。敷地内に小さな畑を作り収穫を楽しんだり，セン
ターの夏祭りでお店を出したりといった活動もできるようになりました。
日々の生活のなかでスタッフと関わり，子どもたち同士で関わり，特別支援
学校に行って学習し，学校やセンター内のさまざまな活動をこなしながら，
子どもたちは生きるための元気と自信を取り戻していきます。

　このようにセンターが変わってきたのはスタッフの「共有体験」によると
ころが大きいのではないかと感じています。この18年の間，センターには
さまざまな子どもたちが入院してきました。重症の摂食障害や心因性嘔吐症，
しぶとい解離症，心理的に不安定で，すぐに飛び出していこうとする子ども，
家族との折り合いが悪く，かたくなに家に帰ろうとしなかった子どもなどで
す。そんな子どもたちが，じっくり時間をかけて関わることで少しずつ変わっ
ていく，そんな経験をみんなが共有することで，「自分たちの関わりには大
きな意味がある」という自信がスタッフの間に芽生えていったのではないか
と思います。

　混乱する子どもを抱え，どうにもならなくなっていた家族は，子どもを分
離することで少しずつ冷静さを取り戻していきます。お互いが距離を置くこ
とで，再び子どもを受け入れる余裕が生まれてくるのです。そのような家族
の変化をうながす作用も入院治療にはあります。そして，家族が「自分たち
がこの子を抱えていかないと」という勇気を持てるようになったときが退院
のときだといえるでしょう。家族の変化が子どもの治療には欠かせないので
す。

　かたくなに「家には絶対に帰らない」と訴える子どもでも，本当に帰らな
いことはまずありません。そのことを信じて，子どもと家族に関わり続ける
ことが大切なのだと思います。人にとって「気持ちを切り替える」というの
は容易なことではありません。近くにいすぎて煮詰まるときには物理的に距
離を置くことが大切です。そのような機会を与えられることが，このような
施設の大きな存在意義だと感じます。

　また，家族関係がこじれて修復が難しいと考えられる場合には，児童相談
所と連携し，入院による分離を1つのステップとして，児童養護施設などへ
の入所につなげることもあります。当センターは県立施設であり，同じ県立
の児童相談所とは組織としてつながっているため，児童相談所に一時保護さ

JCOPY 88002-877

れた子どもが受診することも多く，市町の福祉関係者からの相談で受診や入院につながるケースもしばしばあります。このような連携は子どもの福祉にとって重要だといえます。

　「自分を変えたあの人の言葉」とか「自分を変えたあの出会い」という言葉を耳にすることがあります。うまくいかずに落ち込んだ人にとって，再度一歩を踏み出す勇気を与えてくれるきっかけとなった「魔法の一言」という意味です。しかし，どんなに力のある人でも，相手を説得し，相手の考えを根本から変えるようなことはできません。説得が効いたようにみえるのは，自分が相手の考え方を変えたのではなく，相手が迷っているときに，自分が発した言葉がどちらかを決めるきっかけになっただけです。いっぺんに相手を変える「魔法の一言」など存在しません。ちょうどいいタイミングでかけた言葉がたまたま相手にフィットしたため，魔法のように感じられたにすぎないのです。相談を受ける立場になると，つい「自分が一歩を踏み出させてあげたい」とか「自分が治してあげたい」という色気を持ってしまいますが，治療者として本当に大切なのは，最後の一押しに立ち会うことではなく，相手が失った自信を回復していく長い過程に時間をかけて寄り添い，じっくりと見守り続ける縁の下の力持ちに徹することなのです。
　「人の気持ちは簡単には変わらない。じっくり時間をかけて待つことが大切。しかし，関わらないとなにも変わらない」その言葉を忘れないようにして，これからもこの仕事を続けていきたいと思います。

∴ 参考文献 ∴

chapter 1・2

- 伊藤澄信：米国のプライマリ・ケアに学ぶべきもの．心身医学，35：124-129，1995
- 吾郷晋浩：心身医学的な疾病理解の必要性と重要性．心身医学，35：194-201，1995
- 鈴木仁一：心療内科の細分化現象を憂える．心身医学，35：93，1995
- 鈴木仁一：心身医療のアイデンティティ．心身医療，5：591-595，1993
- 日本心身医学会教育研修委員会（編）：心身医学の新しい診療指針．心身医学，31：537-573，1991
- 日本小児心身医学会理事会，日本小児心身医学会研究委員会（編）：一般小児科医のための心身医療ガイドライン．子どもの心とからだ，23：334-345，2014
- 千葉康則：人は［無意識］の世界で何をしているのか．PHP 研究所，東京，1990
- 小柳憲司：心身医療をすべての子どもたちに．日本小児科学会雑誌，118：455-461，2014
- 水口躍治（編著）：適応の社会心理学的心理療法－コントロール・トレーニングの理論と技法－．駿河台出版社，東京，1993
- 竹内常一：子どもの自分くずしと自分つくり．東京大学出版会，東京，1987
- 三宅和夫，若井邦夫（監訳）：発達心理学概論Ⅰ．誠信書房，東京，1984
- 髙橋三郎，大野　裕（監訳）：DSM-5 精神疾患の診断・統計マニュアル．医学書院，東京，2014
- 小此木啓吾，深津千賀子，大野　裕（編）：心の臨床家のための必携精神医学ハンドブック．創元社，大阪，1998
- 成田善弘：青年期境界例．金剛出版，東京，1989

chapter 3・4

- 水口躍治（編著）：適応の社会心理学的心理療法－コントロール・トレーニングの理論と技法－．駿河台出版社，東京，1993
- 日本小児心身医学会研究委員会小児心身医学総論研究班（編）：専門医向け外来心身医療ガイドライン．子どもの心とからだ，21：257-278，2012
- 橋本敦生（訳）：NLP のすすめ－優れた生き方へ道を開く新しい心理学．チーム医療，東京，1994
- 中安信夫：初期分裂病．星和書店，東京，1990
- 宮田雄吾：14 歳からの精神医学－心の病気ってなんだろう．日本評論社，東京，2011
- 安藤晴彦：自閉症の診療．星和書店，東京，1995
- 小柳憲司：小児心療科からみた広汎性発達障害．PEDI plus，6：4-6，2013
- A. Jean Ayres ／佐藤　剛（監訳）：子どもの発達と感覚統合．協同医書出版社，

JCOPY 88002-877

東京，1982

- 日本小児心身医学会理事会，日本小児心身医学会研究委員会（編）：一般小児科医
  のための心身医療ガイドライン．子どもの心とからだ，23：334-345，2014
- 野村みどり（編）：プレイセラピー－子どもの病院＆教育環境．建築技術，東京，
  1998
- 井上令一，岡田滋子，河村　哲（訳）：精神科薬物療法ハンドブック 第2版．メディ
  カル・サイエンス・インターナショナル，東京，1988
- 花輪喜彦：漢方診療のレッスン．金原出版，東京，1995
- 久保千春（編）：心身医学標準テキスト 第3版．医学書院，東京，2009
- 今野義孝：障害児の発達を促す動作法．学苑社，東京，1990
- 成瀬悟策：動作療法－まったく新しい心理療法の理論と方法．誠信書房，東京，
  2000
- 頼藤和寛，中川　晶，中尾和久：心理療法－その有効性を検証する．朱鷺書房，
  大阪，1993
- 久野能弘：行動療法【医行動学講義ノート】．ミネルヴァ書房，京都，1993
- アーサー・フリーマン（責任編集）：認知行動療法事典．日本評論社，東京，2010

chapter 5・6・7

- 小柳憲司：学校に行けない子どもたちへの対応ハンドブック．新興医学出版社，
  東京，2009
- 日本小児心身医学会（編）：初学者のための小児心身医学テキスト．南江堂，東京，
  2018
- 日本小児心身医学会（編）：小児心身医学会ガイドライン集－日常診療に活かす5
  つのガイドライン 改訂第2版．南江堂，東京，2015
- 日本小児心身医学会研究委員会入院治療研究班（編）：入院心身医療ガイドライン．
  子どもの心とからだ，22：100-128，2013
- 髙橋三郎，大野　裕（監訳）：DSM-5精神疾患の診断・統計マニュアル．医学書院，
  東京，2014
- 加藤昌明，高橋清久：睡眠覚醒リズム障害とはなにか．こころの科学，54：55-
  60，1994
- 三池輝久，山寺博史（監修）／メラトニン研究会（編）：メラトニン研究の最近の
  進歩．星和書店，東京，2004
- 寺本　純：頭痛－正しい知識と治し方．診断と治療社，東京，1996
- 小柳憲司：心身医療をすべての子どもたちに．日本小児科学会雑誌，118：455-
  461，2014
- Robert F. Schmidt（編）／内薗耕二，佐藤昭夫，金　彪（訳）：シュミット神経生
  理学 第2版．金芳堂，京都，1988
- 子どもの心の診療関連医学会連絡会ワーキンググループ（編）：子どもの心の診療
  医の専門研修テキスト．厚生労働省雇用均等・児童家庭局，2008
- 厚生労働科学研究（子ども家庭総合研究事業）思春期やせ症と思春期の不健康や

せの実態把握および対策に関する研究班（編著）：思春期やせ症の診断と治療ガイド．文光堂，東京，2005
- 小柳憲司：小児神経性食欲不振症の入院治療におけるクリティカル・パス導入の試み．子どもの心とからだ，14：116-124，2005
- Lask B, Bryant-Waugh R：Overview of eating disorders in childhood and adolescence. In：Eating Disorders in Childhood and Adolescence, 4th ed. Routledge, London, 2013
- 中野昭一（編）：図説・病気の成立ちとからだ［1］．医歯薬出版，東京，1981
- 日本夜尿症学会（編）：夜尿症診療ガイドライン2016．診断と治療社，東京，2016
- 鈴木宏志：遺糞症．小児医学，24：291-299，1991
- 古川壽亮（監訳）：不安障害の認知行動療法（3）強迫性障害とPTSD．星和書店，東京，2005
- 日本小児心身医学会災害対策委員会（編）：災害時の子どものメンタルヘルス対策ガイド．子どもの心とからだ，23：300-333，2014
- 高野清純（監修）／川島一夫（編）：図で読む心理学 発達．福村出版，東京，1991
- 横山尚洋，高山東洋，長瀬又男：小児の機能性視覚障害－眼科医院における20年間の経験から．精神医学，39：181-188，1997
- 小柳憲司：小児／思春期心因性視力障害の臨床的タイプ分類と治療について．子どもの心とからだ，9：131-136，2000
- 清水将之（編）：改訂増補青年期の精神科臨床．金剛出版，東京，1989

JCOPY 88002-877

INDEX

JCOPY 88002-877

JCOPY 88002-877

－著者紹介－

小柳憲司（Kenshi Koyanagi）

現職
長崎県立こども医療福祉センター副所長兼医療局長
長崎大学医学部・教育学部非常勤講師
長崎医療技術専門学校非常勤講師

1989 年　長崎大学医学部医学科卒業，長崎大学医学部小児科学教室入局
1993 年　大阪総合医学・教育研究会こども心身医療研究所
1996 年　NTT 西日本長崎病院小児科
2001 年　長崎県立こども医療福祉センター
2019 年　現職

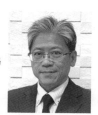

専門領域
小児科学，心身医学

所属学会
日本小児科学会，日本小児心身医学会，日本心身医学会，日本児童青年精神医学会

著書
「子どもの心療内科」（新興医学出版社）
「学校に行けない子どもたちへの対応ハンドブック」（新興医学出版社）

分担執筆
「小児心身医学の臨床」（診断と治療社）
「小児科外来診療のコツと落とし穴（2）メンタルヘルスケア」（中山書店）
「今日の小児治療指針（第 14 版）」（診断と治療社）
「子どもの心の診療シリーズ（3）子どもの身体表現性障害と摂食障害」（中山書店）
「小児科臨床ピクシス（13）起立性調節障害」（中山書店）
「小児科外来 薬の処方プラクティス」（中山書店）
「小児心身医学会ガイドライン集（改訂第 2 版）」（南江堂）
「初学者のための小児心身医学テキスト」（南江堂）

© 2020　　　　　　　　　　　　　　　第 1 版発行　2020 年 6 月 30 日

身体・行動・こころ から考える
子どもの診かた・関わりかた
（定価はカバーに表示してあります）

	著 者	小 柳 憲 司
検　印	発行者	林 峰 子
省　略	発行所	株式会社 新興医学出版社

〒113-0033　東京都文京区本郷 6 丁目 26 番 8 号
電話　03（3816）2853　　FAX　03（3816）2895

印刷　株式会社 藤美社　　ISBN 978-4-88002-877-4　　郵便振替　00120-8-191625

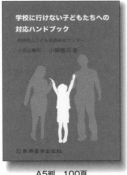